KB186670

코로나 미스터리

팩트와 수치로 분석한 코로나19 오해와 진실

코로나 미스터리

김상수 지음

추천사

코로나에 공포심과 의구심을 가진 당신에게

2019년 말 중국 우한에서 시작한 코로나19는 빠른 시간에 한국을 포함한 전 세계로 퍼져 77억 인류 전체에 커다란 고통을 초래하고 있습니다. 그 고통의 첫째는 코로나19 자체가 일으키는 병과 사망이고, 둘째는 바이러스 전파를 막기 위해 각국에서 취한 봉쇄로 인한 경제 위축과 삶의 억압이며, 셋째는 코로나19에 대한 잘못된 인식에 의한 코로나 스트레스입니다.

미국과 유럽 그리고 브라질 등의 남미는 지금도 많은 수의 감염자와 사망자가 발생하고 있어, 위의 첫째 고통이 가장 큰 나라들입니다. 그래서 바이러스 전파를 봉쇄하고자 하는 둘째 고통을 더 감수할 수밖에 없습니다. 반면에 한국, 일본, 타이완, 중국 등 동아시아 국가는 코로나19의 감염과 사망이 유럽과 아메리카에 비해서는 현저하게 낮습니다.

그 이유는 단지 이 나라들이 방역, 즉 봉쇄를 더 잘해서만은 아닐 것으로 보입니다. 코로나19에 대한 저항력이 어떤 이유든 더 강할 것이라는 것이 합리적인 설명입니다. 이는 밀집된 환경과 부족한 의료로 문제가 더 심각할 것으로 우려했던 아프리카와 인도가 오히려 감염과 사망이 더 적다는 사실에 대한 이유이기도 하지요. 바이러스는 같아도 걸리는 사람이 다른 것입니다.

한국은 감염과 사망의 고통이 매우 적습니다. 그런데 코로나 스트레스는 상대적으로 매우 높습니다. 한국인의 코로나 스트레스는 크게 세 가지로 나누어볼 수 있습니다. 첫째는 코로나19에 걸릴 위험성이 높고 걸리면 죽거나 심각한 후유증을 남겨 이전 건강 상태로 돌아갈 수 없을 것이라는 불안과 공포, 둘째는 코로나19에 걸리면 사회적 낙인이 찍히고 불이익을 받게 될 것이라는 두려움, 셋째는 경제적 힘듦과 억압된 삶에 의한 스트레스 등입니다.

한국인의 코로나19는 후유증을 남기는 경우가 매우 드뭅니다. 그런데 상당수가 코로나19 후 여러 증상을 호소합니다. 그 이유는 코로나19의 후유증이 아니라, 위의 코로나 스트레스가 커서이지요. 즉 바이러스 자체의 위해가 아닌 스트레스 반응입니다.

한국인이 코로나 스트레스가 더 큰 이유가 있습니다. 첫째는 한국인의 특성이 불안의 요소에 지나치게 예민하게 반응한다는 점입니다. 둘째는 한국인의 이 불안 특성을 이용한 언론의 과장 보도입니다. 외국의 문제를 마치 우리의 문제인 양, 극히 일부의 사례를 모든 사람의 문제인 양 보도하는 것이지요. 시청률과 구독률을 높이려는 숨은 의도도 한몫을 합니다.

　김상수 원장님의 《코로나 미스터리》는 과장되게 알고 있는, 또는 왜곡되게 알고 있는 코로나19에 대한 사실을 조목조목 짚어갑니다. 감염병 전문가도 아니고, 연구가 아닌 진료를 본업으로 하는 한의사가 이 정도의 연구 결과를 섭렵하고 정리하여 책으로 내놓을 수 있는 것은 대단한 능력과 정성의 결과라고 생각합니다. 물론 그동안 연구된 결과를 토대로 하기 때문에, 앞으로 더 새로운 결과가 나오면 적절하게 반영하리라 생각합니다.

　그동안 자신이 알고 있었던 코로나19에 대한 사실들이 지나친 공포심을 일으켰거나, 의구심을 가지셨던 분들에게 일독을 권합니다.

　　　　　유태우(전 서울대학교 의과대학 교수, 닥터U와함께의원 원장)

코로나에 관한 모든 궁금증에 답하다!

온 나라가 코로나19 바이러스 때문에 혼란을 겪고 있다. 경제적으로도 막대한 피해를 입고 있을 뿐만 아니라 온 국민이 불안한 마음으로 하루하루를 보내고 있으니 삶의 질 또한 좋지 않다. 하지만 이런 국가적 혼란이, 현재 유행하는 코로나19 바이러스가 진정 우리의 삶을 위협할 정도로 치명적인 바이러스라는 전제하에 일어나고 있는 일인지 의심스럽다. 물론 이 바이러스가 정말 새로운 바이러스라면 신생 바이러스가 얼마나 치명적인 병원체인지 학문적으로 검증하기란 쉽지 않은 일이니 먼저 조심하고 보는 것도 필요한 일이다.

하지만 이것을 임상적으로, 즉 의료인이 치료의 경험을 통해 확인하는 데는 긴 시간이 필요하지 않다. 왜냐하면 바이러스 감염에 의한 호흡기 질환의 회복은 짧으면 1주, 길어봐야 2주 안에 마무리 되기 때문에 이 질환을 앓는 다수의 환자가 어떤 과정을 통해 회복하는지를 지켜보면 짧은 시간에도 바이러스의 특성을 파악할 수 있기 때문이다. 그런데 의료계와 질병관리청에서는 코로나19 바이러스의 특성을 파악하려 하기보다는 그저 이 바이러스가 신생 바이러스이므로 얼마나 위험한지 알 수 없다고만 말하면서, 코로나19가 검출되는 사람은 아무 증상이 없는 사람들까지 입원시키거나 격리하고 바이러스가 더는 검출되지 않을 때까지 꼼짝도 못 하게 묶어두고 있다.

만약 의료인들이 환자들 몸에서 특정 바이러스가 검출된다는 이유만으로 아무 증상 없는 환자들까지 입원시켜 관리한다면 우리나라 병원의 입원실 대부분은 안 아픈 사람들로 채워질 것이고, 바이러스나 세균 감염자들은 별다른 증상이 없어도 퇴원하기 어려워질 것이다. 우리 몸에는 무수히 많은 바이러스와 세균이 공존하는데 이것들을 모두 없애야 퇴원할 수 있다면, 그것은 모든 환자가 살아서는 결코 병원을 벗어날 수 없다는 말과 같은 의미이기 때문이다.

그러므로 코로나19에 감염되었다고 해서 아무 증상이 없는 사람들이나 감염이 의심되는 사람들까지 모두 가둬놓는 것은 현대 사회에서 전염병 사태에 대응하는 올바른 방식이 아니다. 당연히 그전에 이 바이러스가 감염자들을 위험에 빠뜨릴 만한 바이러스인지, 어떤 환자들이 이 질병으로 인해 생명에 위협을 받을 수 있는지 따져봐야 하지 않을까? 그런데 의료계는 노령자와 암, 고혈압, 당뇨 등 만성 질환자가 아니면 심각한 환자가 나오지 않는데도 바이러스의 특성에 대한 명확한 의견을 내놓지 않은 채 대중들에게 공포감을 조성하며 감염자들을 격리해야 한다고 주장하고, 또 실제로도 격리하고 있다. 도대체 왜 질병관리청은 지난겨울 유행했던 인플루엔자보다도 약한 이 바이러스를 이토록 두려워하는 것일까? 혹시 이렇듯 길게 끌어야 할 또 다른 특별한 이유라도 있는 것일까?

사실 코로나19 사태에 대한 문제점들을 찬찬히 들여다보면 이해하지 못할 부분이 너무 많다.

- 코로나바이러스가 정말 위험한 바이러스가 맞는지부터 시작하여
- 면역력이 약한 영아나 유아는 왜 이 질병에 안 걸리는지
- 병은 젊은 사람들이 걸리는데 사망자들은 왜 고령자에서 나오는지
- 고령의 사망자들은 대부분 암, 당뇨, 고혈압 등 기저 질환자들이고, 심지어는 90대 노인들도 많은데 이들이 과연 코로나바이러스 때문에 사망한 것인지
- 사회적 거리 두기를 강조하는데 아침마다 사람들이 꽉 차는 지하철이나, 지난여름 수십만의 인파가 몰렸던 해운대 해수욕장, 수천 명이 방문하고 입원실이 꽉 차 있는 대형 종합병원, 시청과 구청, 국회 등 관공서에서는 어떻게 확진자가 한 명도 발생하지 않는지

- 확진자 동선 찾기에서 왜 이러한 시설과 장소는 제외되는지
- 사람들은 커피를 마실 때도 마스크를 쓰고 있는데 왜 방송국 출연자나 드라마 연기자들은 마스크도 안 쓰고 연기하는지
- 의료인들은 치료제가 없다고 말하면서도 땀을 뻘뻘 흘리며 치료에 전념한다고 하는데 도대체 이들은 어떤 약으로 무엇을 치료하는지
- 언론에는 수많은 치료제가 오르내렸는데 정말 이 질병을 치료할 수 있는 약은 없는 것인지
- 백신 개발이 한창인데 백신은 정말 효과가 있는지, 부작용은 걱정하지 않아도 되는지
- 1년 내내 온 국민이 마스크를 쓰고 다니는데 정말 이것이 효과가 있는지, 혹시 건강에 해롭지는 않은지
- 사스·메르스도 같은 바이러스라는데 어떻게 이것들은 소리 소문도 없이 사라졌는지
- 무증상 감염자는 정말 병에 걸린 환자인지, 그리고 그들이 이 질병을 옮기는 슈퍼전파자가 될 수 있는지
- 아이들을 학교에는 보내지 않으면서 학원은 매일 보내는 것이 가능한 일인지
- 아이들이 학교에 가는 것보다 집에 있는 것이 더 안전한지
- 확진자가 갑자기 늘었다 줄었다 하는 것이 가능한 일인지
- 많은 사람들이 후유증을 호소하는데 그것이 정말 코로나바이러스에 의한 것인지

등등 수많은 의문들이 쏟아지지만, 언론과 질병관리청은 무엇 하나 제대로 된 해답을 내놓지 않는다. 그들은 그저 오늘 몇 명이 확진되었고 몇 명이 사망했으니 아직은 이 일에 고삐를 늦출 수 없다고만 말하면서 국민들을 다그칠 뿐이다. 어떻게 21세기 문명사회에서 이런 일이 벌어질 수 있을까? 우리나라 국민 중에 이렇게 수많은 의문 가운데 단 하나라도 안 가져본 사람이 있을까? 하지만 대중은 의문을 품어봤자 물어볼 곳도 없는 데다, 믿고 기댈 만한 곳도 언론과 질병관리청밖에 없으니 복잡하게 이 일의 정오(正誤)를 따지기보다는 그저 국가를 믿고 따르기를 선택할 수밖에 없었을 것이다.

하지만 언론에서 계속 조심하라고 말하고, 또 많은 국민들이 두려워하는 코로나바이러스가 감기를 일으키는 바이러스 중 두 번째로 흔한 바이러스이고, 인류와 아주 친근하게 공생해온 바이러스라는 사실을 아는 사람은 그리 많지 않다. 주변에 감기 환자 열 명이 있으면 적어도 두 명은 코로나바이러스 감염자이고, 우리가 평생을 살면서 50번 감기에 걸렸다면 그중 최소 10번은 코로나바이러스에 감염된 것이라고 할 정도로 흔한 바이러스인데 어느 누구도 이 사실은 말하지 않고 있다.

물론 사람들은 이 바이러스가 박쥐를 통해 변이를 일으켜 무서워졌다고 생각하겠지만 이 또한 의심스러운 부분이 있다. 이를 입증하기 위해서는 이 바이러스가 박쥐의 몸속에 들어가기 전에는 어떤 형태였고 박쥐의 몸에서 나온 뒤에는 어떤 형태로 바뀌었는지 모두 알아야 한다. 밀가루 반죽이 오븐에 들어간 뒤 빵이 되어 나오는 과정을 보고 오븐이 밀가루 반죽을 빵으로 만들었다는 것을 알 수 있듯 말이다. 그러나 우리는 이 바이러스가 박쥐를 통해 변이를 일으키기 전에 어떤 형태의 바이러스였는지 전혀 알지 못한다. 그저 누군가 이 바이러스가 박쥐를 통해 변이를 일으켰다고 말했고, 우리는 그 말을 그대로 믿었을 뿐이다. 그런데 이러한 일에 아무도 의문을 제시하지 않는다. 백번 양보하여 그들의 말이 다 맞는다 해도 콩 심은 데 콩 나고 팥 심은 데 팥 나듯, 가벼운 감기 바이러스인 코로나바이러스는 변해봐야 그저 그런 감기 바이러스일 텐데, 과연 박쥐가 고양이처럼 온순한 바이러스를 호랑이처럼 바꾸어놓았다는 그들의 말을 아무 검증 없이 믿어도 될까?

호흡기 질환을 10년 이상 진료해오고 있는 나로서는 이런 의문들에 대한 답을 찾고 싶었고, 이에 관해 의문을 품는 환자들과 국민들에게 명확한 답을 해주고 싶었다. 그렇게 코로나 사태를 파고든 지 벌써 10개월째 접어들었다. 그 과정에서 많은 자료를 찾아가며 연구하게 되었고, 덕분에 그 질문에 대한 답을 얻을 수 있었다. 이미 지나간 사스와 메르스에 대한 비밀도 알 수 있었으며, 멀리는 1918년 유행했다는 '스페인 독감'의 비밀도 풀 수 있었다.

나는 이렇게 해서 알게 된 진실을 더 많은 국민들에게 알려야겠다고 생각하여 방송, 신문과 정치권의 문을 두드렸다. 하지만 이상하게도 이들 중 어느 누구도 관심을 보이지 않았다. 하루 종일 특종을 쫓아 사회의 어두운 곳까지 파헤치는 언론에서 기사 몇 줄만 써도 크게 주목받을 수 있는 이 자료들에 전혀 관심을 보이지 않다니.

한편으론 이러한 사실이 더 놀라웠지만 얼마 지나지 않아 그 이유도 알게 되었다.

이런 상황에서 할 수 있는 일이라곤 내가 운영하는 구독자 500명 남짓의 유튜브 채널을 통해 사실을 전달하는 것뿐이었다. 나름대로는 어떻게든 더 많이 알려보고자 노력했지만, 개인의 힘으로 거대한 언론에 맞서는 것은 마치 돌을 던져 달을 맞히는 것처럼 어렵고 고단한 도전이었다. 대중들은 언론이 조성하는 공포감에 사로잡혀 이성적 판단을 할 여유가 없었고, 그들을 설득하고 이해시킬 만한 핵심이 되는 영상들은 유튜브에서 여지없이 삭제되었다.

그래서 마지막 방법이 될지도 모른다는 생각으로 택한 것이 그동안 알게 된 사실들을 묶어 책으로 펴내는 것이었고 다행히 이 일을 이해해주고 응원해주는 출판사와 편집자를 만났다. 나는 아무도 거들떠보지 않는 이 일에 인생을 걸고 모든 것을 바친 내게 하늘이 선물한 마지막 기회일지 모른다고 생각하며, 삶의 휴식과 자유를 모두 포기한 채 6개월간 써놓았던 원고를 책으로 정리하는 데 또다시 몇 개월을 보냈다.

온갖 우여곡절을 겪고 세상에 나온 이 책은 현재 진행되고 있는 코로나19 사태에 대해 여러분이 가질 만한 모든 궁금증에 대한 명확한 답을 제시할 것이다. 그리고 더 나아가 우리 스스로 얽히고설킨 이 문제를 발전적으로 풀어갈 실마리 또한 제공할 것이다. 운 좋게도 기자 정신이 투철한 언론인을 만나 이 책에 담긴 사실들이 빠른 속도로 대중에게 전파될 수 있다면 그보다 더 바랄 일도 없겠지만, 혹 그렇지 못하더라도 실망하진 않을 것이다.

늦었다고 생각할 때가 가장 빠를 때라고 했던가? 우리에게는 아직 선택의 기회가 있다. 미래는 항상 오늘부터 시작하기 때문이다. 우리가 이 사태의 진실을 지금이라도 깨닫고 한목소리를 내어 잠시 표류했던 사회를 정상화시킬 수 있다면, 그런 변화를 일으키는 데 이 책이 하나의 계기가 될 수 있다면 그보다 더 큰 보람과 기쁨은 없을 것이다.

2020년 12월

김상수

차례

제1장 • 코로나바이러스는 얼마나 위험할까?

제2장 • 코로나 사망의 진짜 원인은?

제3장 • 무증상 감염자는 왜 이렇게 많을까?

제4장 • K-방역의 실제 효과는?

제1장

코로나바이러스는
얼마나 위험할까?

2002년 이후로 반복되어온 코로나바이러스 팬데믹은 바이러스라는 미생물에 대한 인류의 이해 부족으로 일어난 일이었다. 이번 장에서는 우리에게 생소한 존재인 바이러스라는 미생물을 이해하고, 바이러스가 인체에 질병을 일으키는 원리와 우리 몸이 바이러스를 극복하는 과정에 대해 알아본다.

또한 사망자의 부검 소견 등을 통해 팬데믹이 있을 때마다 우리의 생명을 위협했던 코로나바이러스가 실제로 인체에 치명적인 영향을 주는 바이러스인지 살펴보고, 의료계에서 말하는 사망자의 직접적인 사망 원인이 무엇인지 확인해본다.

바이러스와 세균의 차이를 아시나요?

일반 대중들은 바이러스와 세균을 잘 구별하지 못한다. 인류가 바이러스를 발견한 것이 불과 100여 년 전의 일이고, 그때까지 사람들은 세상에서 가장 작은 생명체를 세균이라 여겼으니 어찌 보면 당연한 일일 수도 있다. 사람들이 바이러스에 대해 제대로 알기 시작한 것은 1930년대 이후였고, 1950년대가 되어서야 그나마 그 구조를 파악할 수 있었다. 그리고 20세기 후반이 되어서야 바이러스 연구가 적극적으로 이루어져 비로소 2000여 종의 바이러스를 확인할 수 있었다.

　감기를 일으키는 바이러스 중에서 가장 많은 비중을 차지하는 리노바이러스는 1950년대 처음 발견된 이래 현재 100여 종 이상이 확인되었고, 그 다음으로 많은 비중을 차지하는 코로나바이러스는 1960년대에 처음 발견된 이후 이번에 밝혀진 SARS-CoV2까지 모두 7종이 발견되었다.[1] B형 간염 바이러스는 1963년, C형 간염 바이러스는 1989년, 에이즈로 유명한 HIV는 1983년에 빌견되었다. 하지만 지금까지도 인류는 바이러스에 대해 잘 모른다. 1970년대 이후로 우리가 확인한 바이러스는 2018년까지 약 5000여 종이며, 현재 세상에 있을 것으로 추정되는 바이러스는 수백만 종이라고 하니 우리에게 바이러스는 아직 미지의 세계라고 할 수 있다.

재미있는 사실은 바이러스가 발견된 지 100년 가까이 지났는데도 아직까지 이 바이러스를 살아 있는 생명으로 볼 것인지 아닌지가 불분명하다는 점이다. 세균은 확실히 살아 있는 생명체로 세포의 형태를 가지고 있고 스스로 물질대사를 하며 스스로 번식도 할 수 있다. 살아 있기 때문에 당연히 죽이는 것도 가능한데, 항생제가 바로 이 세균을 죽이는 약이다.

그러나 바이러스는 세균과는 다르다. 바이러스는 모양도 세포의 형태가 아니고 스스로는 물질대사도, 자손 번식도 하지 못한다. 게다가 인체 밖에서는 바람에 떠다니는 먼지와 같아서 도저히 살아 있다고 말할 수가 없다. 따라서 바이러스를 죽일 수 있는 약도 없다. 감기나 독감(인플루엔자)을 일으키는 것들도 대부분 바이러스이기 때문에 감기에 약이 없다는 말이 그래서 나오는 것이다.

그렇다면 살아 있지도 않은 바이러스들이 어떻게 질병을 일으킬 수 있을까? 공기 중에 떠다닐 때는 먼지와 다를 바 없는 바이러스들도 생명체(숙주) 안에 들어가면 본색을 드러내기 시작한다. 즉 우리 몸 안에 들어왔을 때 몸속 환경이 살기에 적합하면 바이러스는 우리 몸의 세포 속까지 들어가 세포 속 소기관들을 이용하여 물질대사도 하고 자손도 번식한다. 그리고 이렇게 번식한 자손들이 세포 밖으로 나와 주변 세포로 옮겨 다니며 같은 일을 반복하면서 세력을 넓혀나간다. 마치 마법처럼 먼지가 생명체로 변하는 것이다. 생물과 무생물의 경계를 허물면서 왔다 갔다 하는 이들의 능력이 신비롭기까지 하다. 하지만 바이러스들이 어떻게 이런 능력을 갖게 됐는지는 잘 알려져 있지 않다.

이렇게 바이러스가 우리 몸에 들어와 세력을 넓혀가면 우리 몸을 지키는 면역 세포들이 바이러스를 직접 공격하면서 동시에 바이러스의 증식을 돕고 있는 우리 몸의 세포까지 공격함으로써, 바이러스에 의한 질병이 발생한다. 우리의 면역 세포가 바이러스뿐 아니라 바이러스가 침범한 내 몸의 세포까지 공격하는 것이 바이러스 질환의 특징이라고 할 수 있는데, 이 때문에 바이러스가 몸 안에서 많이 퍼질수록 면역 세포들도 우리 몸의 세포들을 더 많이 파괴하여 우리 몸의 피해가 커지는 것이다.

하지만 우리 몸의 면역 체계도 만만치 않아서 바이러스가 확산되는 것을 확인하면 이 바이러스의 활동을 방해하는 항체*라는 것을 개발해 이 바이러스들의 발목에 족쇄를 채워버린다. 그렇게 되면 바이러스는 이동하는 데 제한이 생겨 맘대로 세포 속으로 들어가지 못해 미아 신세가 되고, 그렇게 고립된 바이러스들을 면역 세포가 깨끗이 청소하면서 바이러스에 의한 염증 질환은 막을 내리는 것이다.

이렇게 바이러스가 몸에 들어와 증식한 시점부터 항체가 생성되

●   병을 일으키는 바이러스나 세균(항원) 등에 결합하여 그들의 활동을 방해하는 물질.

어 바이러스 질환이 끝나기까지 소모되는 시간은 짧으면 1주, 길어야 2주 정도가 걸리는데, 정상적인 면역을 수행하는 사람은 이런 과정을 무리 없이 소화해내기 때문에 지난 사스(SARS, Severe Acute Respiratory Syndrome)와 메르스(MERS, Middle East Respiratory Syndrome) 그리고 이번의 코로나19(COVID-19)도 가벼운 감기처럼 앓고 지나갈 수 있다.

코로나바이러스는 얼마나 위험할까?

코로나바이러스는 감기를 일으키는 바이러스 중 리노바이러스 다음으로 많이 검출되는 바이러스다. 전체 감기 환자 중 30~50%는 리노바이러스에 의해, 15~30%는 코로나바이러스에 의해 감기에 걸린다. 즉 주변에 감기 환자가 있다면 열 명 중 둘은 이 코로나바이러스에 걸린 환자라고 할 만큼 아주 흔한 바이러스라는 뜻이다.

이처럼 흔한 바이러스가 일으키는 질병은 목숨을 위협할 정도로 위험할까? 무엇보다 이 점을 판단하는 것이 중요하다. 만약 바이러스가 심각한 질병을 일으켜 인체에 주는 피해가 막대하고 병에 걸린 사람이 쉽게 생명을 잃는다면, 바이러스도 숙주의 사망과 함께 소멸되어 더 이상 전파되기 어렵다. 이 때문에 심한 질병을 일으키는 바이러스들은 치사율이 높은 대신 전파가 어렵고, 가벼운 질병을 일으키는 바이러스들은 전염이 잘되는 대신 치사율은 낮은 것이 일반적인 현상이다. 물론 때로 낯선 신생 바이러스들은 우리의 면역계를 지나치게 흥분시키고 염증 반응을 크게 일으켜 숙주의 생명에 위협을 가할 수도 있다. 하지만 치사율이 높은 시기에는 전염력이 낮아 확산 속도가 느릴 수밖에 없으므로, 일단 바이러스의 전염력이 높고 확산 속도가 빠르다면 바이러스의 치사율은 낮다고 볼 수 있다. 이렇게 말하면 어떤 이들은 1918년의 스페인 독감을 예로 들며 치사율이 높은 바이러스도 높은 전염성을 가질 수 있다고 말하는데, 이는 실제 사실과 조금 거리가 있다. 이에 대한 내용은 뒤에서 중요하게 다룰 예정이다.

감기를 유발하는 리노바이러스와 코로나바이러스는 서로 비슷하면서도 또 다르다. 리노바이러스는 1950년대 처음 세상에 드러난 이후 현재까지 약 113종이 알려졌고, 코로나바이러스는 이번에 밝혀진 코로나19까지 총 7종이 알려졌으니 현재까지 발견된 개체 수에 큰 차이가 있는 것도 둘의 다른 점이라고 할 수 있다. 더구나 코로나바이러스는 비교적 최근에 발견된 사스, 메르스와 이번에 밝혀진 코로나19를 포함하여 7종이니 사스가 발병한 시기인 2002년 이전까지 발견된 것은 고작 4종이 전부였다.

전 세계에서 1년에 발생하는 감기 환자는 얼마나 될까? 성인의 경우 1년에 1~2회의 감기 증상을 경험한다 하고, 어린아이들의 경우엔 1년에 5회, 많으면 10회 정도 감기를 앓는다고 하니, 75억 명의 전 세계 인구를 감안할 때 1년에 인류가 감기를 경험하는 횟수는 적어도 100억 회는 될 것이다. 그토록 많은 사람들의 반 정도가 리노바이러스와 코로나바이러스 때문에 감기를 앓는 것이니 1년 중 이 두 바이러스가 감기를 일으키는 횟수는 아무리 적게 잡아도 50억 회는 되지 않을까?

그런데 지금까지 밝혀진 바이러스의 종류는 리노바이러스, 코로나바이러스 다 합쳐봐야 120종이다. 보통 1년 내에는 같은 바이러스가 두 번 감기를 일으키지 못하는데 120종은 너무 적은 것이 아닐까? 특히 코로나바이러스(15~30%)는 리노바이러스(30~50%)와 비교했을 때 절반 정도의 감기 환자를 담당하고 있으니 산술적으로만 봐도 최소 50종은 있어야 할 것 같은데, 여태까지 밝혀진 바이러스가 다 합해봐야 고작 7종이라니 적어도 너무 적은 듯싶다. 그런데 과연 7종이 전부일까? 만약 이것이 전부가 아니라면 왜 우리는 열이 나거나 감기에 걸릴 때마다 검사를 통해 새로운 바이러스를 발견하려고 노력하지 않을까?

우리가 열이 나서 병원에 가면 특별한 경우를 제외하고는 원인균을 검사하지 않는 것이 일반적이다. 특히 감기나 기관지염, 폐렴의 원인 바이러스를 규명하는 일은 그 바이러스를 처리할 만한 치료 방법이 없는 상태에서는 전혀 의미가 없다. 최근 겨울마다 인플루엔자 검사를 하고 있는데, 사실 이것도 환자를 치료하는 데 꼭 필요한 검사는 아니다. 또한 대학병원처럼 큰 병원에서 바이러스 검사를 한다 해도 짧은 시간에 확인할 수 있는 바이러스의 종류가 기껏해야 수십 종밖에 되지 않는다고 하니 검사한다 해도 모든 바이러스를 다 알아낼 수 있는 것은 아니다.

더구나 전 세계에 알려진 바이러스는 5000여 종이고, 우리가 세상에 있을 것으로 추정하는 바이러스는 수백만 종이라 하니 우리가 검사를 하고, 또 무엇인지 확인하려 해도 새로운 바이러스를 검출할 적절한 방법이 없다. 또 검출해봐야 환자나 병원에 득이 될 것도 없다. 오히려 전염병으로 민심이 흉흉한 시절에 괜히 병원에서 새로운 바이러스가 나왔다는 소문이라도 나면 병원도 피해를 입을 수 있기 때문에 언제든 회복 가능한 바이러스 질환의 원인 바이러스를 검사할 필요가 없는 것이다. 아마도 입원 병상이 많은 우리나라의 대형 종합병원 환자들이나 내원객들을 모두 검사한다면 언제든 얼마든 새로운 바이러스를 찾을 수 있을지도 모른다.

또한 전염성이 있는 감염 질환을 일으키는 많은 바이러스들이 쉽게 돌연변이를 일으켜 다른 구조로 변하는 RNA바이러스에 해당하므로 새로운 바이러스를 발견해서 이에 대한 치료제나 백신을 만드는 것도 큰 의미가 없다. 대비할 때마다 새로운 바이러스로 변한다면 이런 일들이 무슨 소용이 있을까?

이런 여러 가지 이유들로 인해 우리가 질병에 걸렸을 때 바이러스를 검사하지 않았던 것이다. 그러니 이 세상에는 검사를 안 해서 그렇지, 우리가 알고 있는 7종의 코로나바이러스 이외에 더 많은 종류의 코로나바이러스가 존재할 것이라는 생각도 무리는 아니다. 어쩌면 지금 유행하는 코로나19 바이러스도 발견된 것이 최근일 뿐, 오래전부터 세상에 존재하던 바이러스가 아니었을까?

바이러스는 어떻게 병을 일으킬까?

앞에서 바이러스는 숙주의 몸 밖에서는 먼지에 불과하고, 숙주의 세포 안으로 들어가야 생명 활동을 할 수 있으며, 바이러스에 감염되어 이용당하는 숙주의 세포들을 면역 세포가 공격하여 탈락시키는 것이 바이러스 질환의 특징이라고 설명했다. 이번에는 바이러스 질환에 걸렸을 때 우리의 면역계가 어떠한 반응을 보이고, 어떤 과정을 통해 이를 극복하는지 한번 알아보자. 이 과정을 이해하는 것은 뒤에서 설명할 코로나19 환자의 사망 사례를 분석하는 데에도 중요한 기초 지식이 될 것이다.

감염 단계 또는 잠복 단계

잠복기 또는 감염 단계는 바이러스가 몸 안에 존재하지만 그 수가 충분히 늘어나지 않은 상태로, 아직 질병의 단계는 아니다. 감기를 예로 들어 설명하면, 이 단계에서 우리는 피로감을 느끼고, 왠지 약간 추운 것 같기도 하고, 눈이 뻑뻑하고 코가 약간 맹맹하기도 하며, 잔기침이 나기도 한다. 만약 이 단계에서 우리가 몸의 이상 신호를 감지하고 하루 정도 일을 쉬거나 일찍 잠자리에 들어 충분한 휴식을 취하면 질병의 단계로 넘어가지 않고 건강한 상태로 돌아올 수 있다. 반면에 몸의 신호를 무시하고 무리한 활동을 하거나, 너무 늦게 잠들어 몸이 회복할 기회를 주지 않으면 질병의 단계로 넘어갈 확률이 커진다. 이러한 질병 전 단계는 때에 따라 짧으면 하루 이틀, 길면 일주일 이상 지속되어 때로 많이 아프지 않은 사람들도 상당 기간 좋지 않은 몸 상태를 호소한다.

질병 1단계: 질병 1~2일 차, 세포성 면역 단계

잠복기 또는 감염 단계에서 우리가 불편한 몸의 신호를 무시하고 휴식을 취하지 않아 몸의 컨디션이 더 떨어진다면, 그 틈을 노려 몸속 바이러스의 수는 늘어나 이전과는 다른 증상을 느끼게 되고, 우리는 비로소 질병에 걸렸음을 인식한다.

한 예로 바이러스가 우리 몸의 폐에서 증식하며 피해를 주고 있다고 가정해보자. 우리 몸엔 이에 대한 대비책들이 잘 갖춰져 있는데, 폐에서 바이러스가 늘어나는 것을 발견한 1차 방어선이자 지역의 파수꾼인 대식 세포는 이들을 보이는 대로 잡아먹기 시작한다. 동시에 신호 물질을 분비하여 침입자가 있음을 뇌에 알려주고, 자기 몸 표면에 적의 침입을 알리는 깃발을 꽂아 자신이 침입자와 싸우고 있음을 주변의 면역 세포들에게 알려준다. 뇌는 급히 명령을 내려 체온을 올리고 혈관을 확장시킨다. 우리 몸은 올라간 체온을 통해 한편으로는 열에 약한 바이러스의 활동을 직접 억제하고, 혈관을 넓혀 다양한 면역 세포들이 혈관을 통해 문제가 생긴 곳으로 달려갈 수 있도록 길을 열어준다. 이렇게 2차적으로 달려오는 면역 세포들도 대식 세포처럼 바이러스 및 손상된 세포들의 파편들을 먹어 치우는 식세포(食細胞)들이다. 한편 동시에 주변을 감시하던 3차 방어 부대인 T세포는 대식 세포의 몸에 깃발이 꽂힌 것을 보고 전쟁에 참여하게 된다. T세포는 바이러스에 감염된 세포를 직접 터뜨리는 임무를 수행하는 동시에 4차 방어선인 B세포에 도움을 요청한다. 이렇게 해서 싸움은 다음 국면을 맞게 되는데 이때까지의 과정을 우리는 선천 면역, 세포성 면역 또는 비특이적 방어라고 말한다.

질병 2단계: 발병 3~4일 차, 체액성 면역 활성화

T세포의 도움 요청을 받은 B세포는 침입한 바이러스의 유전자를 분석하고 약점을 찾아내어 그 바이러스가 더 이상 몸속에서 활동하지 못하도록 하는 강력한 무기인 항체를 생산한다. 항체는 바이러스의 발목을 족쇄처럼 채워 바이러스가 더 이상 맘대로 움직이지 못하게 한다. 또한 B세포는 우리 몸속에서 문제를 일으켰던 바이러스를 정확히 기억해두었다가 다음에 다시 몸속으로 들어와 또 질병을 일으키려 하면 이전까지의 단계는 모두 생략하고 바로 항체를 생산하여 제압할 수 있도록 철저한 준비를 하게 된다. 이 단계를 우리는 후천 면역, 체액성 면역 또는 특이적 방어라고 말한다.

질병 3단계: 발병 5~6일 차, 바이러스 포획

T세포에 의해 손상된 우리 폐의 세포 조각들과 항체에 묶여 꼼짝 못 하는 바이러스들은 다양한 식세포들에 의해 청소되고, 미처 청소되지 못한 다량의 이물질들은 가래가 되어 기침 등 다양한 청소 작업을 통해 체외로 배출된다. 물론 이물질들을 먹어 치우며 전쟁에 참여했다가 장렬하게 전사한 우리의 면역 세포들도 주변의 손상된 조직들과 엉겨 붙어 신체 내 노폐물인 가래의 일부가 되어 청소 대상이 된다.

질병 4단계: 발병 6~12일 차, 노폐물의 제거 및 손상된 조직의 복구

노폐물의 청소가 완료되고 탈락된 폐의 세포들이 새로운 세포들로 치환되어 부상 부위의 복구가 완료되면 원래의 기능이 모두 정상화된다.[2]

이상의 면역 과정은 몇 가지 내용을 생략해가며 최대한 쉽고 간략히 설명하고자 했으나 용어가 생소한 까닭에 어렵게 느껴질 수도 있다. 하지만 이 과정은 잘 생각해보면 은행에 들어온 도둑을 잡는 과정과 큰 차이가 없다. 은행에 도둑이 들면 먼저 청원경찰이 제지하려 할 것이고, 누군가 비상벨을 울려 경찰서에 신고할 것이며, 잠시 후 경찰이 와서 도둑을 잡아 팔에 수갑을 채우고 경찰서로 연행할 것이다. 그리고 도둑은 전과자가 되어 범행 기록이 남을 것이고, 앞으로 주변에서 유사한 사건이 일어날 때마다 용의자로 조사를 받게 되어 같은 범죄를 쉽게 저지르지는 못할 것이다. 이렇듯 우리 몸에 들어온 바이러스나 세균을 잡는 면역 작용은 우리의 경찰 시스템이 도둑이나 범죄자를 잡는 과정으로 생각하면 이해하기 쉽다.

하지만 굳이 대식 세포, T세포, B세포 등의 생소한 용어를 사용해가며 면역 과정을 설명한 것은 뒤에서 코로나19의 사망 사례를 분석할 때 이 용어들이 다시 나오기 때문이다. 따라서 면역 과정이 어렵다고 그냥 지나치기보다는 대식 세포, T세포, B세포, 항체 등의 용어가 낯설게 느껴지지 않을 정도로만 알고 있어도 충분하지 않을까 싶다.

도대체 사이토카인 폭풍이 뭐야?

우리 국민들이 코로나19 사태를 이해하는 데 어려움을 겪는 큰 이유는 뉴스에 섞여 있는 의학 용어에 대한 구체적인 설명이 부족하기 때문이라고 생각한다. 사실 용어가 낯설긴 해도 알고 보면 쉽고 상식적인 내용들인데 어찌 된 일인지 언론에서는 이러한 용어들에 대해 자세한 설명을 하지 않는다.

사이토카인(cytokine)과 사이토카인 폭풍(cytokine storm)도 같은 경우다. 방송에 나오는 많은 의료인들이 젊은 환자들 가운데 중증 환자나 사망자가 발생하는 원인을 사이토카인 폭풍 때문이라고 여러 번 말했지만, 그 누구도 사이토카인이 무엇인지, 또 사이토카인 폭풍이 무엇인지에 대해서는 자세히 설명하지 않는다. 이런 상황에서 생소한 단어를 접한 대중들은 이를 이해하려고 노력하기보다는 그들이 전하는 메시지만을 기억하며 코로나바이러스에 대한 공포심만 키워갔다.

하지만 이 두 가지 개념은 반복되어온 전염병 사태에서 사망자가 발생하는 원인을 파악하는 핵심 내용이고, 알고 보면 상식적이고 간단하므로 이번 기회에 자세히 설명함으로써 여러분의 이해를 돕고자 한다.

사이토카인과 사이토카인 폭풍

우리 몸의 면역 세포는 나라로 치면 군대와 같은 존재다. 만약 나라에 전쟁이 나면 각 부대끼리 서로 긴밀히 연락하며 도울 것이다. 지금이야 통신이 발달해서 무선으로 연락하겠지만 예전 같으면 전령을 보내거나 깃발로 신호를 하거나 봉화를 올렸을 것이다. 사이토카인은 이렇게 전쟁이 났을 때 부대 간에 작전을 수행하기 위해 보내는 전령이나 깃발 또는 봉화와 같이 우리 몸의 면역 세포들 사이에 신호를 전달하는 물질을 의미한다.

면역 세포들도 수세에 몰렸을 땐 도와달라는 신호를 보낼 수 있고, 적군이 주둔해 있는 곳을 알려주며 폭격을 명령할 수 있고, 적군이 항복해서 평화가 찾아왔을 때는 공격을 멈추라는 신호를 보낼 수도 있다. 이런 신호가 적절히 오간다면 군대는 큰 피해 없이 전쟁을 승리로 마무리할 수 있을 것이다. 그런데 만약 어떤 부대에서 공격 신호를 잘못 보내 우리 국민은 10만 명이 살고 적군은 100명도 채 되지 않는 지역에 핵폭탄을 떨어뜨리라고 했다면 어떻게 될까? 빈대 잡으려고 초가삼간 다 태운다는 속담처럼 얼마 되지 않는 적군을 잡기 위해 우리 국민 10만 명을 희생시키는 끔찍한 일이 벌어질 것이다.

사이토카인 폭풍은 면역 세포들 사이에 오가는 신호가 잘못되어 우리 몸이 피해 보지 않아도 될 상황에서 과도한 피해를 보게 되는 것을 의미한다. 즉 잘못 전달된 신호 때문에 면역계의 활동이 필요 이상으로 격렬하게 일어나 신체의 방어를 담당하는 면역 세포가 오히려 우리 몸에 피해를 입히는 상황이 일어나는 것이다.[3] 그럼 언제, 그리고 왜 이 사이토카인 폭풍이 일어나는 것일까?

사이토카인 폭풍은 언제 일어날까?

조선시대에 부산에 적군이 쳐들어왔다고 가정하자. 부산에서는 한양에 이 사실을 알리고 군대 파병을 요청하기 위해 봉화 한 개를 켰다. 이 봉화는 대구·대전·천안·수원·한양으로 연결되고, 봉화의 수는 적군의 규모가 커서 부산이 입고 있는 피해가 클수록 많이 켜기로 약속되어 있다. 아직은 전쟁의 시작이고 적군의 규모가 크지 않았기 때문에 부산에선 봉화 한 개를 켜서 지원을 요청한 것이다. 부산에서 켜진 봉화를 보고 대구에서 켜고, 또 이것을 보고 대전에서도 켰는데, 우리 군대 안에 있던 적의 밀정이 숨어 있다가 대전의 봉화를 꺼버렸다. 그럼 어떻게 될까? 부산은 조금씩 점령당하고 있는데 지원군은 오지 않을 것이다. 다급해진 부산에서는 봉화를 두 개 켰다. 대구도 두 개, 대전도 두 개를 켰다. 그런데 이번에도 밀정이 대전에서 봉화를 꺼버렸다. 정말 큰일이다. 부산의 피해는 점점 커지고 있는데 한양에서는 감감무소식이다. 이번에는 봉화를 세개 올렸다. 대구도, 대전도 마찬가지다. 그런데 이번에도 밀정 때문에 대전에서 봉화가 꺼졌다. 다행히 침략한 적군의 수가 많지 않아 아직 피해는 심각하지 않지만, 앞으로 어떻게 될지 모르는 일이다. 다급해진 부산에서는 이번엔 봉화 다섯 개를 켰다. 이는 켤 수 있는 봉화의 최대치이고, 원래는 부산이 완전히 점령당했을 때 올리는 봉화의 수였다. 다행히 숨어 있던 밀정이 잡히는 바람에 대전에선 봉화가 꺼지지 않았고 봉화는 천안·수원에도 켜져 마침내 한양까지 전달되었다.

그런데 켜진 봉화의 수를 보고 한양에서는 깜짝 놀란다. 그 이전 상황을 몰랐으니 처음부터 봉화 다섯 개가 켜졌다 생각했고, 큰 전쟁이 났다 싶어 각 진영의 장군에게 명령하여 10만 대군과 1000대의 대포를 보내 그 화력으로 아군 적군 할 것 없이 부산을 초토화시켰다. 중간의 신호 전달 체계에 문제가 생겨 부산은 비극적인 결말을 맞게 된 것이다.

사이토카인 폭풍을 설명하기 위해 만들어낸 이 비극적인 이야기의 배경과 등장인물을 살펴보자. 전쟁이 일어난 부산은 질병이 발생한 부위, 즉 염증 부위다. 여기서는 우리 몸의 폐라고 가정하자. 한양은 우리 몸의 뇌, 봉화는 사이토카인에 해당된다. 사이토카인 중에 특히 초기 면역과 발열에 관여하는 사이토카인인 인터페론 알파, 인터류킨1, 인터류킨6, TNF-a, 이 네 가지[4]가 중요한데, 그중에서도 인터페론 알파와 인터류킨6은 꼭 기억해두는 것이 좋다. 왜냐하면 이 두 가지 사이토카인이 이번 코로나19 사태에서 의료계가 젊은 환자들의 사망 원인이라고 주장하는 사이토카인 폭풍의 주범으로 지목되고 있기 때문이다.

하던 애기를 이어가면, 봉화 다섯 개가 다 켜진 것은 사이토카인 폭풍을 의미하고 처음에 한 개만 켜진 봉화는 정상적인 사이토카인 분비를 의미한다. 그럼 밀정은 누구일까? 바로 아스피린, 부루펜, 타이레놀과 같은 종류의 해열제들이다.[5)·6)] 물론 스테로이드도 여기에 해당되는 약물이지만 이것은 좀 더 높은 장군급에 해당하므로 나중에 다시 설명할 것이다. 그리고 각지에서 출동한 장군은 프로스타글란딘●이라는 물질이고, 10만 대군은 면역 세포, 대포가 내뿜은 화력은 흥분한 면역 세포에 의한 과잉 면역 작용이며, 초토화된 부산은 심하게 손상되어 호흡이 불가능한 폐를 의미한다.

이 이야기에서 가장 안타까운 점은 부산을 초토화시킨 것이 적군이 아니라 적을 무찌르려 했던 우리의 군대라는 것이다. 그렇다면 우리 군대가 이런 큰 실수를 저지른 원인은 어디에 있었을까? 단순한 지휘부의 실수나 전쟁터에서 목숨을 걸고 싸운 군인들의 실수였을까? 물론 아니다. 이들이 지나친 공격을 가한 이유는 전시에 원활히 전달되어야 할 부대 간의 연락 신호가 숨어 있던 밀정에 의해 중간에서 교란되었기 때문이다.

코로나19 사태 초기에 미국에서는 코로나19 환자들에게 해열제인 부루펜의 복용을 자제하라는 보도가 나왔다. 이는 미국의 의

● 　　프로스타글란딘(PG, prostaglandin)은 다양한 생리 활성 작용을 하는 물질로, 특히 염증 반응에서 혈관을 확장시키고 혈관 투과성을 증가시키는 역할을 한다.

료인들이 이 같은 부작용이 생길 것을 알고 무분별한 해열제 복용이 위험할 수 있음을 경고한 것이었다. 그런데 이 보도가 나온 이후 우리나라에서는 해열제로 부루펜 대신 타이레놀을 추천하기도 했다. 하지만 이 두 약은 작용 기전에 차이가 있을 뿐, 열을 떨어뜨려 정상 면역 과정을 방해하는 것은 마찬가지여서 면역계에 끼치는 영향에는 큰 차이가 없다.[7] 어차피 사이토카인은 다시 분비되고 발열은 반복되며, 결국 그사이 환자는 피해를 입게 된다.

우리의 면역계는 바이러스에 의한 호흡기 질환을 겪을 때 체온을 올려 바이러스의 확산을 억제하고, 혈관을 넓히고 혈관 투과성을 증가시켜 면역 세포의 이동을 촉진시킨다. 이 때문에 옷을 벗기거나 얼음 팩을 사용해 억지로 체온을 떨어뜨리거나 해열제를 복용하여 체온을 낮추면 정상 면역을 방해하여 회복은 지연되고 열은 다시 올라가며, 이런 일을 며칠간 반복하다 보면 환자는 가벼운 감기로도 위험에 빠질 수 있다.[8]

이 글을 보는 분들 중에는 "무슨 소리냐? 해열진통소염제는 사이토카인을 억제하는 약인데, 거꾸로 말하는 것 아니냐?"라고 말하는 분도 있고, 또 "해열진통소염제는 프로스타글란딘 분비를 억제하는 약이지 어떻게 사이토카인 분비를 억제하느냐?"라고 말하는 분도 있을 것 같다. 나 역시 그분들의 견해가 모두 옳다고 생각한다. 하지만 그분들에게 묻고 싶다. 해열제가 그런 작용을 했을 때 나타나는 우리 몸의 반응에 대해 고민해본 적이 있는지를 말이다. 부산에서 올린 봉화를 중간에 밀정이 꺼서 신호 전달을 방해할 때마다 부산에서는 봉화의 수를 늘려나갔다. 만약 대전에서 봉화를 끄지 않았다면 부산에서 무리하게 봉화의 수를 늘리지 않았을 것이고, 전쟁도 가볍게 마무리되었을 것이다. 우리 몸도 마찬가지다. 처음에 면역 활동이 시작되어 혈관이 확장되고 열이 났을 때 면역 세포들 사이의 신호 전달을 방해하지만 않았다면 과연 사이토카인 폭풍이 일어났을까?

실제로도 해열진통소염제(NSAIDs)는 바이러스 감염에서 전신 염증 증후군*의 위험 인자로 알려져 있으며,[9] 이 약들에 의해 면역계가 극심하게 예민해진다는 논문들[10]·[11]·[12]을 쉽게 찾아볼 수 있다. 나는 이 약이 사이토카인의 분비를 억제한다는 데 반대하는 것이 아니라 이런 무리한 억제가 결과적으로 과도한 사이토카인의 분비를 촉발하여 국소적으로 작게 끝날 수 있는 전쟁이 무리하게 확대될 수 있다는 것을 말하고 싶을 뿐이다.

●   코로나 사태 동안 '소아 괴질'로 알려진 '소아 다기관 염증 증후군'이 이와 관련 있다고 볼 수 있다.

증거가 없어도 범인은 코로나바이러스?

1960년대 영국에서 감기에 걸린 두 소년의 원인균을 검사하다 발견된 코로나바이러스는 가벼운 상기도 감염을 일으키는 바이러스로 알려졌으나 크게 주목을 받지 못했다.[13]·[14] 그러다가 2002년 겨울부터 2003년 봄을 보내며 세간의 주목을 받게 되는데, 바로 중국에서 발생한 중증 급성 호흡기 증후군(SARS, Severe Acute Respiratory Syndrome, 이하 사스) 때문이다.[15]·[16] 광둥성에서 시작된 사스는 전 세계 29개국에서 8096명의 환자를 발생시켰으며, 그중 774명이 사망했다고 한다.

그런데 이 사건에는 한 가지 풀리지 않은 의문이 있다. 그것은 바로 그 당시 사망자들의 부검 소견과 코로나바이러스의 인과 관계인데, 지금은 원본이 자취를 감춰 초록(抄錄)만 남은 2004년 논문 〈중증 급성 호흡기 증후군의 임상 병리: 부검 사례 보고서〉[17]를 살펴보면, 2003년 4월 중순 타이완에서는 346명의 사스 환자가 발생했고 그중 73명이 사망했다고 한다. 사망률이 21%에 달했으니 치사율이 아주 높은 질병이었다.

당시 의료진은 이들의 사망 원인을 명확히 하기 위해 73명의 사망자 중 사스가 직접 사인일 것으로 추정되는 사망자 9명에 대해 사체 부검을 실시했고, 그 결과 놀라운 사실을 발견한다. 부검 결과 의료진이 지목한 9명의 사망자 중 단 1명의 폐에서만 코로나바이러스가 검출되었고, 나머지 8명의 폐에서는 코로나바이러스가 발견되지 않았기 때문이다.

더 놀라운 점은, 유일하게 코로나바이러스가 검출된 사망자조차도 코와 목 그리고 폐의 실질(중앙부)에서는 코로나바이러스를 발견할 수 있었으나, 정작 호흡에 직접적인 영향을 주는 폐포*에서는 코로나바이러스가 발견되지 않았다는 것이었다. 당시 사망자들의 직접적인 사망 원인은 바로 이 폐포가 손상되어 정상 호흡이 불가능한 것으로 알려졌었는데, 사망자의 폐포가 심하게 손상되기는 했어도 정작 그 안에서 코로나바이러스는 관찰되지 않았으니, 결국 당시 부검을 담당했던 의료진은 사스 때문에 사망했다고 생각했던 9명의 사체에서 단 1명도 코로나바이러스에 의해 사망했다고 할 만한 증거를 찾지 못한 것이다.

사망 원인은 폐포의 손상

이후에도 사스 사망자의 사망 원인을 이 바이러스와 연관시키려

---

* 보통 허파꽈리라고 부르며 기도(airway) 맨 끝부분에 있는 포도송이 모양의 작은 공기주머니를 말한다. 이곳에서 산소와 이산화탄소의 가스 교환이 이루어진다.

는 의료계의 노력은 계속되었다. 2007년에 발표된 논문 〈중증 급성 호흡기 증후군의 병리 및 병인〉[18]에서도 이와 같은 노력을 찾아볼 수 있는데, 이 논문의 저자들은 총 60건 이상의 사스 사망 환자에 대한 부검 및 병리학적 소견을 바탕으로 사망자들의 사망 원인을 밝히고자 했다. 앞에서 소개한 논문에 비해 훨씬 더 많은 사례를 수집하고 확인한 내용을 정리하여 발표한 것이다. 그런데 이 논문에서도 사망자의 직접 사인으로 지목된 폐포의 손상이 코로나바이러스에 의해 일어났음을 증명하지 못했다.

이처럼 의료계에서는 여러 논문들을 통해 코로나바이러스와 폐포 손상의 관계를 규명하려고 꾸준히 시도했으나 그것을 명확히 입증한 논문은 2020년 현재까지도 나오지 않고 있다. 2012년 유행한 메르스와 현재 유행하는 코로나19도 같은 종류의 바이러스에 의해 동일한 사망 소견이 나타나고 있어 연구할 만한 사례가 차고 넘치는데도 말이다.

물론 이런 노력에 아무 소득이 없었던 것은 아니다. 의료계는 비록 폐포의 손상과 코로나바이러스의 관계를 밝히지는 못했으나 지나친 면역 반응이 이 같은 참사를 일으켰다는 증거는 많이 찾을 수 있었다.[19]

부검 결과 폐포 내에서 심하게 흥분한 면역 세포들이 다량 발견되었는데, 이를 근거로 사망자의 폐포 손상은 코로나바이러스에 의해 과잉 자극된 면역 세포들이 정상적으로 활동하는 폐포까지 마구 파괴하여 발생하는 자가면역 질환이라는 결론에 이른 것이 의료계가 얻은 소득이라고 할 수 있다.

코로나가 면역 세포를 흥분시켰을까?

이런 결론에 도달한 이후 의료계의 연구 방향은 자연스레 코로나바이러스가 면역계를 과도하게 흥분시킬 수 있는지를 입증하는 쪽으로 선회하게 되었고, 그 근거를 찾기 위해 다시 노력했다. 하지만 이번에도 명확하고 깔끔한 증거를 찾을 수는 없었다. 이를 확인하기 위해서는 코로나바이러스가 면역 활동을 유발시키는 사이토카인의 과도한 분비를 촉진하는지의 여부만 확인하면 되는데, 이 둘의 상관관계를 끝내 밝히지 못했던 것이다.

난관에 봉착한 의료계는 이때부터 학문적으로 인정받기엔 다소 무리가 있는 결론을 주장한다. 사스의 직접적 사망 원인인 폐포의 손상은 사이토카인이 과도하게 분비되어 면역계를 흥분시켰기 때문에 일어난 것이 확인되었고, 이 현상이 일어날 당시 호흡기 일부에서 검출한 바이러스가 코로나바이러스였으니 그냥 코로나바이러스가 면역계를 흥분시킨 것으로 하자는 결론을 내리고 대충 넘어가 버린 것이다. 그리고는 누군가 이런 허술한 결론이 어디 있느냐고 물으면 "아직 증거는 불충분하지만 앞으로 연구를 통해 찾아내면 된다"는 답변을 했고, 사스 사태 이후 20년이 지난 지금까지도 이런 답변을 반복하고 있다.

그러나 이것은 전혀 비상식적인 일이다. 만약 누군가 어떤 건물에서 전기 공사를 하다가 배선을 잘못 건드려 누전으로 큰 화재가 발생하여 많은 사람이 목숨을 잃었는데 화재의 원인을 규명하던 소방 당국이 배전판 밑에서 불에 탄 쥐가 한 마리 발견되었다는 점을 근거로 "인과 관계는 명확하지 않지만 배전판 밑에서 쥐가 발견되었으므로 이 건물의 화재는 쥐 때문에 발생한 것으로 보인다"라고 말하면 이를 믿을 수 있을까? 그리고 "단, 이 쥐가 불을 어떻게 냈는지 현재는 알 수 없고 앞으로의 조사 과정을 통해 밝혀야 할 것으로 생각한다"라고 말하고 그 조사를 20년 동안 진행하지 않는다면 이를 이해할 수 있을까?

그럼 배전판 밑에서 개가 발견되면 개가 불을 낸 것이고, 고양이가 발견되면 고양이가 불을 낸 것이 되는데, 정작 화재의 원인이 된 쥐와 개 그리고 고양이가 어떻게 불을 냈는지는 알 수 없다고 하니 과연 그 책임은 누가 져야 할지 답답한 일이 아닐 수 없다. 차라리 배전판 밑에서 발견된 사체가 동물이 아닌 사람이라면 억울한 유족들이 법적 다툼이라도 할 텐데, 말 못 하는 동물들이니 그럴 수도 없는 것이다.

어쨌든 이렇게 구렁이 담 넘어가듯, 사스 사망자의 사인은 코로나바이러스의 감염에서 사이토카인의 과량 분비, 즉 사이토카인 폭풍에 의한 자가면역 반응으로 옮겨간다. 그런데 이렇게 결론을 낼 경우 심각한 문제가 생기는데, 그것은 바로 치료의 대상이 달라진다는 점이다.

만약 코로나바이러스가 사이토카인의 분비를 촉진시킨 것이 맞다면 당연히 이런 일이 생기지 않도록 코로나바이러스를 없애거나, 바이러스의 활동을 억제하는 것이 치료의 대상이자 목표가 되어야 한다. 하지만 의료계는 바이러스를 박멸할 약도 없고, 이 과정이 어떻게 이루어지는지도 알 수 없다는 이유로 코로나바이러스는 치료 대상에서 제외한다. 그리고 흥분한 면역 세포들이 사이토카인을 과잉 분비하고 정상 세포까지 파괴했다는 이유로 우리 몸을 지키기 위해 노력한 면역계를 치료 대상으로 삼아 면역 세포의 활동과 방어 작용을 억제하는 방향으로 치료의 목표를 설정한 것이다.

즉 소방 당국이 건물에 불이 난 원인을 쥐로 지목했으면, 화재를 막기 위해 쥐를 잡거나 쥐가 불을 내지 못하도록 막아야 할 텐데, 쥐를 잡을 방법도 없고 쥐가 어떻게 불을 냈는지도 알 수 없다는 이유로 이것은 포기하고, 건물에 불이 난 것은 누전에 의해 전류가 과하게 흐른 것이 원인이므로 아예 전기를 차단하는 것이 화재를 예방하는 유일한 방법이라고 말한 것과 같으니 이는 전혀 이치에 맞지 않는 해결책이다.

두 가지 사망 원인 – 코로나바이러스와 사이토카인 폭풍

이때부터 사스 사망자들의 사망 원인은 두 가지로 표현되기 시작한다. 명목상의 사망 원인은 코로나바이러스가 되고, 실질적인 사망 원인은 사이토카인의 과다 분비, 즉 사이토카인 폭풍으로 표현되기 시작한 것이다. 이에 따라 질병의 치료도 코로나바이러스를 억제하기보다는 사이토카인을 조절하는 방향으로 슬그머니 선회한다. 몸속에 들어와 질병을 유발한 병원체는 바이러스인데도 불구하고 사망에 대한 책임은 우리 몸을 지키기 위해 불철주야 노력한 면역 세포들이 지게 되었으니 이들도 말을 못 해 그렇지 꽤나 억울할 듯싶다.

이러한 치료법의 선택 이후로 의료계는 끊임없이 사이토카인에 대한 얘기를 하게 되고, 초기 면역 반응을 일으키는 사이토카인이 자주 등장한다. 당연히 치료제들도 코로나바이러스에 작용하는 약물이 아닌 사이토카인의 분비에 관여하여 면역 반응을 억제하거나 조절하는 약물들로 바뀌었고, 이 약물들에 의해 문제가 발생해도 아무도 이의를 제기하지 않게 되었다. 사실 일반 대중들은 폐포가 뭔지 사이토카인이 뭔지도 잘 모르는데 어떻게 이의를 제기할 수 있을까? 그리고 언론에서는 연일 코로나바이러스에 의해 사망자가 증가하고 있다는 보도만 내보내니 사망자가 발생하면 당연히 이 바이러스에 의한 사망으로 생각할 뿐 다른 의심을 할 여유조차 없었을 것이다.

코로나바이러스는 사망자의 몸에서 발견되었다는 이유로 전염병의 명분이 필요했던 의료계에 의해 사망의 원인으로 지목되기는 했으나 막상 치료 대상에서는 제외되는 굴욕을 당하면서 정작 자신이 한 일은 하나도 없이 욕만 먹는 총알받이 신세로 전락한다.

그 결과, 현재의 코로나19 사태에서도 치료제로 언급되는 약들이 대부분 코로나바이러스에 작용하는 것이 아니라 인체의 면역계에 작용하여 면역 반응을 억제하거나 조절하는 약물로 채워지게 되었다. 또 이런 이유로 병의 원인균이 다르다는 사스, 메르스, 심지어는 홍콩 독감이나 신종 인플루엔자에도 이런 약물들을 반복적으로 사용하게 되었던 것이다. 이처럼 다른 질병에 같은 약을 사용하니 당연히 약물에 의해 신체에 나타나는 반응들도 모두 같을 수밖에 없고, 이것이 전염병이 유행할 때마다 항상 사이토카인 폭풍이 일어나고 폐포가 손상되는 현상이 반복될 수밖에 없는 이유가 되었던 것이다.

사이토카인 폭풍의 진짜 원인은?

사스 이후 전염병이 유행할 때마다 공통적으로 사용된 대표적인 약물은 면역억제제인 스테로이드와 항암제 또는 항바이러스제로 쓰이는 인터페론 그리고 아스피린, 부루펜, 타이레놀과 같은 해열진통소염제다. 이외에도 에이즈 치료제인 칼레트라, C형 간염 치료제인 리바비린, 말라리아 치료제인 하이드록시클로로퀸, 면역 혈청 주사인 IVIG 등 듣기에도 생소한 많은 약물들이 사용되고 또 사라지기도 했으나[20] 스테로이드, 인터페론, 해열진통소염제는 전염병이 있을 때마다 빠지지 않고 사용되는 약이었다. 그리고 이 약들은 코로나바이러스에 작용하는 약이 아니라 면역계를 조절하는 데 작용하는 약물이다.

그런데 환자에게 면역을 억제하거나 조절하는 약물을 투여하려면 어떤 전제가 필요할까? 당연히 현재 면역계의 활동이 정상이 아니라는 것이 전제가 되어야 한다. 하지만 안타깝게도 현재 그런 전제는 확인할 수가 없다. 그리고 노령의 환자 또는 기저 질환자를 제외한 대부분의 환자들은 면역계가 정상적으로 작동하는 사람들이다. 그럼 면역계가 정상적으로 작동하고 있을 때 면역을 억제하거나 조절하는 약물을 사용하면 어떤 일이 생길까?

이것이 중요한 문제인데, 앞에서 언급한 논문들에서 과잉 면역반응으로 사망했던 이들은 코로나바이러스에 감염된 후 아무 치료도 받지 않고 자연적으로 사망한 환자들이 아니다. 만약 이들이 바이러스에 감염된 상태에서 아무 치료도 받지 않고 사이토카인 폭풍이 발생하고 폐포가 손상되어 사망했다면 이는 100% 바이러스가 원인이라고 말할 수 있는데, 이들은 대부분 해열진통소염제, 스테로이드와 인터페론, 면역 글로불린, 리바비린, 칼레트라 등의 다양한 약물 치료를 받다가 사망한 것이다. 따라서 코로나바이러스가 폐포를 손상시켜 환자들을 사망에 이르게 한다는 확실한 증거가 없다면, 이들에게 사용된 약물이 폐포 손상과 관련이 있지는 않은지 확인하는 과정이 필요하지 않을까? 사망자들의 면역계에 사망하는 그 순간까지 영향을 미친 것은 코로나바이러스도 있겠지만, 환자들에게 사용한 약물들도 있을 테니 말이다.

그런데 다행히도 의료계는 이미 이러한 작업을 훌륭히 해놓았다. 2012년 발표된 논문인 〈약물 유인성 간질성 폐렴(Drug Induced Interstitial Lung Disease)〉[21]을 살펴보면 450여 종의 약물이 폐포의 손상과 밀접한 관계가 있다는 것을 알 수 있으며, 전염병이 발생할 때마다 치료에 공통적으로 사용된 인터페론과 해열제 또한 이 약물들에 포함되었음을 알 수 있다. 그러니 의료계가 앞으로도 코로나바이러스가 면역계를 흥분시킨다는 증거를 찾지 못한다면 이러한 전염병 희생자들의 사망에 대한 책임은 결국 고스란히 이 약물에 돌아가야 할지도 모르는 일이다.

수상한 한국의 확진자와 사망자

국내에서 코로나19 환자가 처음으로 발생한 2020년 1월 20일부터 2월 중순까지 우리나라의 코로나 환자는 그 증상이 아주 가벼운 수준이었고, 코로나19가 위험한 바이러스라는 것은 그저 남의 나라 이야기였다. 그런데 2월 20일 이후 경북 청도에 있는 요양병원의 정신과 병동에 격리 수용된 환자들이 코로나19로 사망했다는 소식이 전해지면서 상황은 급변했다. 정신과 병동은 일반인들이 접근할 수 없는 격리 병동인 데다가 첫 사망자인 60대 남성은 이 병원에서만 20년 가까이 수용되어 있었고, 그 이후로 이어진 10명의 초기 사망자 중 6명이 이 병원 정신과 병동의 격리 환자들이었으니 의료인이라면 대부분 이러한 상황을 이상하게 느꼈을 것이다. 하지만 대중들은 연일 들려오는 사망자 소식에만 귀를 기울이며 공포심을 키워갔고, 이 사건에 대해 이성적 판단을 내릴 수 있는 여유를 점차 잃어갔다.

이후로도 언론과 방송은 늘어나는 사망자 소식을 아침저녁으로 전하며 대중들의 공포심을 지속적으로 자극했고, 대중들은 언론의 발표에서 눈을 떼지 못한 채 뉴스가 전해주는 사건 속으로 빠져들어갔다. 하지만 언론의 발표에는 처음부터 여러 가지 문제가 있었고 사망자들이 늘어날수록 그 문제는 커져만 갔다. 가장 큰 문제는 확진자가 늘어나는 연령대와 사망자가 늘어나는 연령대에 큰 차이가 나타난다는 것이었는데, 코로나 사태 초기 2개월간의 통계를 보면 당시 확진자들은 60대 미만의 젊은 층이 80%를 차지했지만 사망자의 90%는 60대 이상에서 발생했다. 즉 질병은 대부분 젊은 사람이 걸렸는데, 사망은 노인들이 했으니 이런 상황을 어떻게 받아들여야 할지 참으로 난감했다. 이를 달리 표현하면 병은 젊은 아들이 걸렸지만 사망은 늙은 부모가 대신한 것이나 마찬가지다. 이 같은 상황을 누가 정상적으로 이해할 수 있겠는가?

일부 국민들은 이러한 보도에 술렁거렸지만 이때 언론에 나온 의료 전문가들이 듣도 보도 못한 생소한 이론을 제시하며 여론을 잠재웠다. TV에 감염병 전문가로 나오는 의료인들은 한결같이 "이 병은 건강한 사람들에겐 큰 문제가 없고 지병이 있는 노령의 환자들에겐 위험하다"는 비상식적인 이야기를 마치 전문가들이나 말할 수 있는 지식인 양 쏟아낸 것이다. 그런데 잘 생각해보면 이런 말은 의료 전문가가 아니라 길을 가던 초등학생도 할 수 있는 이야기다. 우리가 겪는 질병과 우리 주변을 둘러싸고 있는 환경 요인 중에 여기에 해당되지 않는 것이 하나라도 있을까? 길을 가다 넘어지는 것도, 여름의 뜨거운 햇빛도, 겨울의 추운 날씨도 모두 지병이 있는 노령의 환자에겐 위험 요소가 될 수 있지만 젊고 건강한 사람들에겐 특별히 문제 되지 않는다. 그런데 어떻게 이것이 새로운 질병에 대한 의료 전문가의 분석이 될 수 있다는 말인가? 이들이 하는 말은 그저 "젊고 건강한 사람은 오늘 당장 사망하기 어렵고, 노인이나 지병이 있는 사람은 언제든 사망할 가능성이 있다"라고 말하는 것과 다를 바 없었다. 그런데 이런 말을 공중파 방송에서 그것도 의료 전문가라는 사람들이 하다니, 이 말을 듣는 의료인의 입장에서는 낯이 붉어지고 손발이 오그라들 수밖에 없었다. 이때부터 나는 질병관리청이 발표하는 통계를 주시하고, 연령에 따른 확진자와 사망자의 분포, 사망자의 연령과 기저 질환을 확인해가며 별도로 통계 자료를 모으기 시작했다. 그리고 이를 통해 질병관리청이 발표하는 사망자의 사망 원인과 이 질병 사이에 밀접한 연관성이 없다는 사실을 확인했다.

수치로 본 코로나의 위험도는?

아래의 표 1을 보면 이 통계를 낸 5월 31일 0시 기준 현재 국내 코로나19 확진자는 1만 1468명이고 사망자는 270명, 전체 사망률은 2.35%다.

특이 사항을 몇 가지 짚어보면 확진자 중 20대가 전체 확진자의 27.7%인 3176명으로 가장 많지만, 사망자는 없다. 역시 사망자가 없는 0~9세를 제외하면, 80대 확진자가 전체 환자의 4.3%, 498명으로 가장 적지만 사망는 131명으로 전체 사망자의 48.5%를 차지하며 치명률이 26.31%에 이른다. 80대 확진자는 4명 중 1명이 사망했으니 80대에겐 위험한 질병처럼 보이기도 한다.

노년층과 청장년층을 구분하기 위해 60세를 기준으로 나누었더니, 60세 미만 확진자는 전체 환자의 77.1%를 차지하는 8840명이고 사망자는 20명, 그중 기저 질환자가 17명이고 사망률은 0.22%다. 60세 이상 확진자는 전체의 22.9%를 차지하는 2628명이고 사망자는 250명, 그중 기저 질환자는 202명이고 사망률은 9.51%다.

전체 사망자 중 60세 미만 사망자의 비율은 7.4%이고, 60세 이상 사망자의 비율은 92.6%다. 60세 미만인 경우 확진자 수는 많지만 사망자 수가 적고, 60세 이상은 확진자 수는 적지만 사망자 수가 많다는 것이 특징이라 할 수 있다.

이 상황을 설명하기 위해 몇 가지 그래프를 더 그려봤는데, 먼저 연령별 확진자 수다. 표 2를 보면 확진자 수는 특이할 정도로 20대에 가장 많이 몰려 있다. 60대로 넘어가면서 확진자 수는 현저히 줄어든다. 이 표로만 판단했을 때 젊은 사람들이 이 바이러스에 가장 약하고, 60대 이상 노령자들은 강한 것처럼 보인다. 그러나 표 3을 보면 달라진다.

표 3은 연령별 사망자 수를 나타낸 것이다. 사망자 수는 연령이 올라갈수록 증가한다. 확진자는 점점 줄어드는데 사망자는 늘어나

구분		확진		기저 질환	사망		치명률
		확진자 수	비율		사망자 수	비율	
성별	남성	4,795	41.8%		143	53.0%	2.98%
	여성	6,673	58.2%		127	47.0%	1.90%
연령	0~9	157	1.4%	0	0	0.0%	0.00%
	10~19	655	5.7%	0	0	0.0%	0.00%
	20~29	3,176	27.7%	0	0	0.0%	0.00%
	30~39	1,292	11.3%	2	2	0.7%	0.15%
	40~49	1,521	13.3%	2	3	1.1%	0.20%
	50~59	2,039	17.8%	13	15	5.6%	0.74%
	60세 미만	8,840	77.1%	17	20	7.4%	0.22%
	60~69	1,405	12.3%	28	39	14.4%	2.78%
	70~79	725	6.3%	69	80	29.6%	11.03%
	80~	498	4.3%	105	131	48.5%	26.31%
	60세 이상	2,628	22.9%	202	250	92.6%	9.51%
합계		11,468	100.0%	219	270	100.0%	2.35%

〈표 1〉 5월 31일 현재 한국 코로나19 현황

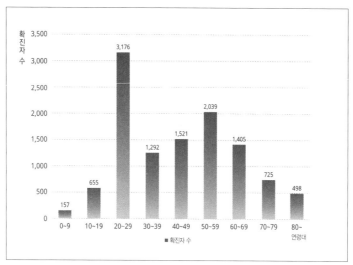

〈표 2〉 연령별 확진자 수

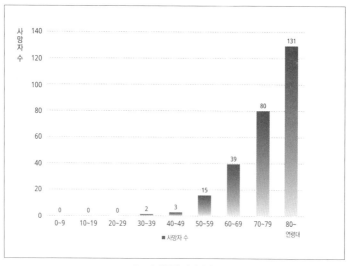

〈표 3〉 연령별 사망자 수

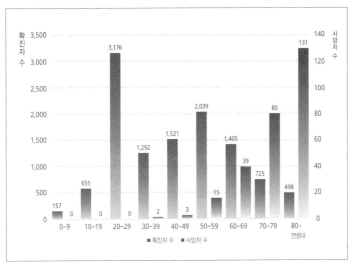

〈표 4〉 연령별 확진자 수와 사망자 수

는 것이다. 표 2에서는 젊은 사람이 바이러스에 약한 것처럼 보였으나, 이 그래프에서는 노령자들이 약한 것으로 보인다. 두 표를 합쳐보면 위와 같다.

표 4를 보면 더욱 명확히 보이는데 환자 수의 분포는 20대에 가장 많고 50대까지 계속 증가하다가 60대 이후부터 감소한다. 하지만 사망자는 60대 이후로 많이 증가하고 있다. 이 그래프는 과연 코로나바이러스와 환자들의 사망의 관계를 잘 나타내고 있을까? 통계학을 조금만 공부해도 알 수 있는데, 이 그래프는 바이러스 감염과 환자의 사망이 아무 관계가 없다는 것을 보여주는 극단적인 그래프로, 이런 결괏값으로는 바이러스 확진과 사망 사이의 상관관계를 분석조차 할 수 없다.

즉 코로나의 감염과 환자의 사망을 나타내는 두 가지 사건이 서로 독립된 변수임을 나타내는 그래프란 뜻이다. 만약 둘의 관계가 종속적이라면 확진자가 늘어나는 곳에서 사망자도 증가해야 하고 그래야 이 병이 위험하다는 증거가 될 수 있는데, 환자가 적은 쪽에서 사망자가 늘고 있으니 이들의 사망에는 다른 변수가 작용한다는 것을 나타내는 그래프가 된다.

TV에 나오는 의료인들이 노령자에서 사망자가 많은 이유를 들때 젊은 사람은 코로나19에 걸려도 면역력이 좋아 쉽게 이겨내고 노령자나 기저 질환자는 면역력이 떨어져 있어 이 병에 걸리면 치명적이라고들 하는데, 이 말도 이치에 맞지 않는다. 상식적으로 면역력이 좋으면 병에 덜 걸려야 하는 것 아닐까? 그럼 혈기 왕성한 20대는 노인들보다 면역력이 훨씬 좋은데 질병에 더 잘 걸린다는 말인가? 그래놓고는 또 면역력이 좋아서 잘 낫는다고 하니 무슨 말을 하는지 도저히 이해할 수가 없다. 도대체 병에는 잘 걸리는데 걸려도 문제없는, 그런 이상한 면역력은 어느 나라의 면역력인가? 병에 안 걸리게 하는 면역력과 병을 낫게 하는 면역력이 언제부터 따로 분리되었다는 말인가? 그러면 젊은이들의 면역력은 병에는 잘 걸리는데 병에 걸려도 잘 낫는 면역력이고, 노인들의 면역력은 병에는 잘 안 걸리는 면역력인데 막상 병에 걸리면 바로 사망에 이르는 면역력이란 말인가? 세상에 이런 면역력도 있을까? 이런 해괴한 발언이 의과대학 교수라는 분들의 입을 통해 나오고, 공중파 방송의 뉴스를 타고 국민에게 전달될 수 있다니 참으로 답답한 현실이다. 이런 말을 하는 사람들도 문제지만 그런 방송을 내보내는 언론사도 문제가 있는 것 아닐까?

앞에서 말했듯이 코로나19 사태의 사망자로 집계된 노인들의 사망에서 이 바이러스의 감염과 관련 있다는 근거는 찾아보기가 힘들다. 단지 이들의 연령과 기저 질환이 이들의 사망과 관계가 있을 뿐이다. 표 5를 보자. 이 그래프는 연령에 따른 사망자의 분포와 치명률의 증가를 나타낸 그래프인데, 나이가 많을수록 사망자와 치명률이 증가하고 있다. 80대 환자들의 치명률이 26.3%이니 꽤 높아 보인다. 코로나 사태에 대해 정확히 이해하지 못한 채 이 표를 보면 코로나바이러스가 노인들에게 치명적이라고 생각할 수도 있겠지만 사망자들이 대부분 노령이거나 암, 치매, 중풍, 고혈압, 당뇨, 간

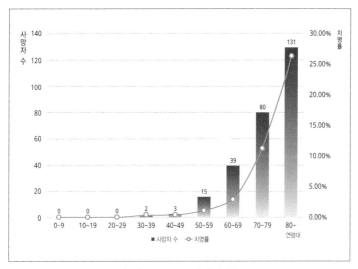

〈표 5〉 연령별 사망자 수와 치명률

질환, 폐 질환, 신장 및 심장 질환 등 여러 가지 기저 질환을 가지고 있었다고 생각하면 충분히 다르게 이해할 수도 있을 것이다. 즉 연령이 높고 기저 질환자가 많은 쪽에서 사망자도 늘고 있으니 이 그래프는 이들의 사망이 사망자의 연령 및 기저 질환과 관련이 있다는 것을 보여주는 그래프가 된다.

그래서 사망자 중 기저 질환자의 비율이 어떻게 되는지를 따져보니 사망자 270명 중 기저 질환자는 219명, 즉 사망자의 81%가 중증 기저 질환자였다. 이를 그래프로 나타내면 다음과 같다. 사망자 대부분이 중증 질환을 앓던 환자들이니 이 그래프만 본다면 누구도 의심할 것 없이 이들의 평소 지병을 사망 원인으로 지목할 것이다. 여태까지 그래프로 표현한 내용을 종합해서 하나의 그래프로 만들

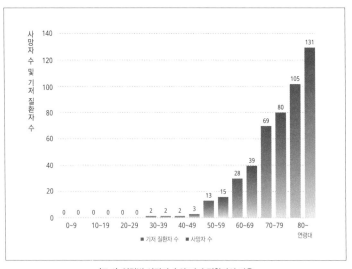

〈표 6〉 연령별 사망자 수와 기저 질환자의 비율

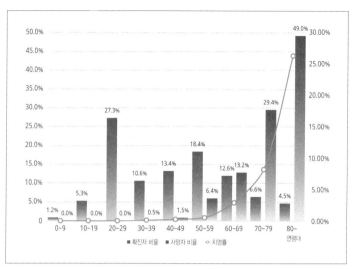

〈표 7〉 연령별 확진자 및 사망자 비율과 치명률

면 표 7과 같다.

정리해보면 코로나19 확진자들은 60대 미만이 80%인데 이들의 사망률은 0.22%이고, 60대 이후의 환자 수는 20%로 감소하는데 사망률은 9.51%로 증가한다. 이것만으로도 코로나 바이러스와 노령자들의 사망이 관계없다는 것을 확인할 수 있는 자료이지만, 나는 좀 더 확실한 근거를 찾고 싶어 통계청에서 발표한 연령별 사망률 통계를 확인해보았다. 2018년에 발표된 자료였는데, 그래프는 다음과 같다.[22]

표 8은 2008년과 2018년 연령별 사망자 추이를 나타낸 그래프이고, 표 9는 코로나19의 연령별 사망률을 나타낸 그래프다. 연령별 사망률의 증가를 비교해보면 코로나19의 연령별 사망률 그래프와

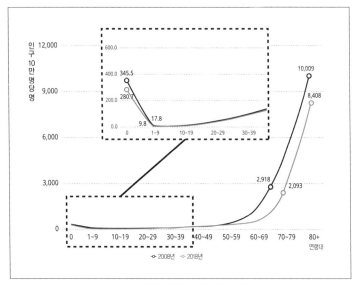

〈표 8〉 연령별 사망자 추이(2008∼2018)

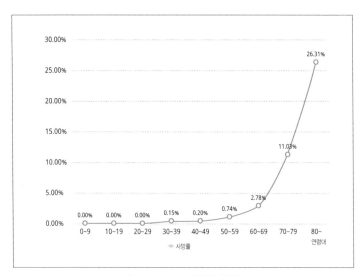

〈표 9〉 코로나19의 연령별 사망률

2018년 통계의 연령별 사망률 그래프는 수치에서 약간 차이가 있으나 연령에 따른 상승률은 거의 차이가 나지 않는다. 이는 환자의 사망이 코로나19와 관련 있는 것이 아니라 연령 및 기저 질환과 관련이 있다는 또 하나의 근거가 된다. 방송에서는 젊은 사람들이 자신들은 코로나에 감염되어도 안 아프다고 밖에 나가 활동하면서 병을 얻어와 집안 어르신들에게 병을 옮긴다고 얘기하는 의료인들이 있는데, 그렇다면 표 8 그래프에 나타난 사망자들도 모두 젊은 사람들이 사회 활동을 하다가 병을 얻어와 노인들에게 전염시켜 사망한 것으로 봐야 할까?

우리에게 공포를 주는 질병들은 대부분 질병에 걸렸을 때 환자가 누구냐에 관계없이 생명에 위협을 가하는 것들이다. 대표적인 질병이 암인데, 암은 남녀노소 가리지 않고, 빈부와 지위를 막론하고 환자의 생명을 위협한다. 하지만 코로나19는 그런 질병이 아니다. 젊고 지병이 없는 이들에겐 아무 영향도 주지 못할 뿐 아니라, 지금 사망하는 노령의 환자들도 코로나19가 원인이라고 할 만한 근거는 부족하다. 그런데도 코로나19는 무서운 바이러스이고, 노령의 기저 질환자들이 코로나19 때문에 사망했다고 과연 말할 수 있을까?

한국과 이탈리아의 사망자 통계 비교

앞에서 제시한 한국의 통계 자료가 5월 31일에 멈춰 있어, 자료가 부족하다고 생각하는 분들이 있을 것 같다. 원래는 이 책이 출판되는 시점까지의 통계를 모두 기록하려 했고, 통계 자료도 9월 26일 사망자 400명까지 모두 가지고 있다. 그런데 왜 앞의 자료는 5월 31일에서 멈췄을까? 거기엔 이유가 있다.

사망자의 기저 질환이 사라지다

질병관리청은 우리나라의 누적 사망자가 100명을 넘기 시작한 시점부터 사망자의 기저 질환 공개를 점점 줄여나갔다. 그나마 앞에서 소개한 5월 31일까지의 통계는 사망자 중 기저 질환자의 비율이 81%인데, 이것도 초기 사망자 100명까지의 비율이 94%였던 것과 비교하면 현저히 낮아진 수치다. 그런데 질병관리청은 6월 이후로 사망자의 기저 질환 공개를 거의 하지 않고 있다. 다음의 자료를 보면 6월 2일부터 마지막 통계를 낸 9월 26일까지, 사망자는 128명인데 이 중 93%인 119명은 기저 질환을 공개하지 않아 마치 기저

기저 질환 수	사망자	비율
3가지 이상	5	4%
2가지	2	1.5%
1가지	2	1.5%
없음	119	93%
계	128	100%

6월 2일~9월 26일
코로나 사망자의 기저 질환

연령	사망자	비율
90대	17	14%
80대	50	42%
70대	47	39%
60대	2	2%
50대 이하	3	3%
계	119	100%

6월 2일~9월 26일
기저 질환이 없는 코로나 사망자의 연령 분포

질환 없이 코로나19 감염 때문에 사망한 것처럼 기록되어 있다. 심지어 이 기간에 집계된 사망자의 95%가 70대 이상이었는데도 말이다. 그나마 자료에 있는 9명의 기저 질환자도 질병청이 누락한 정보를 내가 직접 신문 기사를 검색해가며 찾았기 때문에 확인할 수 있었던 수치다.

만약 이 자료들을 앞에서 소개한 5월 31일 이전 통계에 합산하면 사망자 중 기저 질환자의 비율이 현저히 낮아져 자료의 신뢰성이 떨어지고, 대중들은 사망자들이 모두 코로나바이러스 때문에 사망한 것으로 오해할 수 있다. 다음 표를 보면 확인할 수 있지만 5월 31일까지의 통계에 기록된 기저 질환이 없는 사망자도 96%가 60대 이상, 77%가 70대 이상으로 이들이 아무런 기저 질환을 가지지 않았을 것으로는 보기 힘들다. 그런데 6월 2일부터 거의 모든 사망자의 기저 질환을 공개하지 않았기 때문에 대중들이 오해할까 걱정되어 통계에 넣을 수가 없었던 것이다.

기저 질환 수	사망	비율
3가지 이상	77	28%
2가지	86	32%
1가지	57	21%
없음	52	19%
계	272	100%

5월 31일까지
코로나 사망자의 기저 질환

연령	사망자	비율
90대	6	12%
80대	20	38%
70대	14	27%
60대	10	19%
50대 이하	2	4%
계	52	100%

5월 31일까지
기저 질환이 없는 코로나 사망자의 연령 분포

　나는 왜 사망자의 기저 질환을 공개하지 않는지 확인하기 위해 질병관리청과 통화했지만 질병관리청에서는 사망자의 기저 질환은 어떤 개인을 특정할 가능성이 있기 때문에 공개하지 않는다고 했다. 즉 개인 정보를 침해할 여지가 있다는 것이었다. 이것이 무슨 뜻일까? 부산에 사는 85세의 남성 노인이 코로나19로 사망했는데, 연령과 지역 그리고 사망 사실까지만 공개하면 개인 정보가 보호되고 그분의 기저 질환을 공개하면 개인 정보를 침해하는 일이 되는가? 사망자의 기저 질환을 공개하는 이유는 해당 기저 질환자가 건강 관리에 좀 더 세심한 주의를 기울이도록 유도하기 위함이 아니던가?

　질병청은 자신들 스스로 고령의 기저 질환자가 코로나19에 취약하다고 발표하면서 어떤 기저 질환이 고위험군에 해당하는지는 공개하지 않고 있다. 그럼 기저 질환이 있는 고령자는 그 질환이 호흡기 질환인지 심장 질환인지, 아니면 무릎 관절염인지에 관계없이 무조건 조심해야 한다는 말인가? K-방역을 자랑하는 대한민국 질병청은 왜 당연히 공개해야 할 자료를 숨기려는 것일까? 혹시 고령의 사망자 모두를 순전히 코로나바이러스 감염 때문에 사망한 것으로 통계에 넣어 사망자 중 기저 질환자의 비율을 계속 낮추고자 하는 것은 아닐까?

자신들이 한 말과도 모순되는 이런 허술한 통계가 질병으로부터 국민을 보호하는 데 무슨 도움이 될까?

이탈리아의 사망자 통계

지난 3월 이탈리아와 유럽에서 확진자와 사망자가 많이 발생한다는 소식이 전해지면서 조금씩 사그라들던 우리나라 국민들의 공포심에 다시 불을 지피는 일이 있었다. 당시 이탈리아의 상황은 우리나라와도 연관이 있었으므로 우리나라와 이탈리아의 상황을 비교하는 작업을 했다.

3월 21일 오전 당시 이탈리아의 코로나19 양성 사망자는 3200명이었고 사망자의 평균 연령은 78.5세였다. 사망자의 98.8%는 기저질환을 앓고 있었다. 협심증, 심근경색, 중풍, 고혈압 등 심혈관 질환이 대다수였고, 당뇨, 치매, 암 등이 뒤를 이어 우리나라와 별 차이가 없음을 확인할 수 있었다.

나는 우리나라 질병청에서 사망자의 기저 질환 공개를 중단한 후 외국의 사례는 어떤지 궁금해서 3월에 살펴봤던 이탈리아의 상황이 어떻게 변했는지 확인해보았다. 당시 사망자의 기저 질환과 기저 질환자의 비율까지 공개했던 이탈리아는 현재도 여전히 사망자

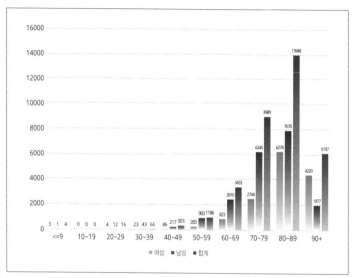

이탈리아 연령별 코로나 사망자 현황

의 기저 질환을 공개하고 있었으며, 지난 자료보다 더 상세히 보도
한다는 것을 알 수 있었다.

　위의 그래프는 7월 22일 이탈리아 보건 당국 홈페이지에 공개된
연령별 코로나19 사망자 현황이다. 당시 이탈리아 코로나19 양성
사망자는 3만 4142명으로 여성 1만 4464명, 남성 1만 9678명이고,
사망자의 평균 연령은 여성 85세, 남성 79세, 전체 평균 80세다. 지
난 3월에 비해 사망자는 많이 늘었지만 사망자의 연령대는 큰 차이
가 없었다.

　그렇다면 사망자들의 기저 질환은 어떨까? 이탈리아는 사망자의
기저 질환을 세분화하여 공개하고 있었는데, 가장 높은 빈도를 보

기저 질환	여		남		합계	
	명	%	명	%	명	%
허혈성 심장 질환	301	21.8	790	30.7	1091	27.6
심방 세동	340	24.7	574	22.3	914	23.1
심부전	252	17.8	372	14.2	624	15.8
뇌졸중	153	11.1	265	10.3	418	10.6
고혈압	934	67.8	1674	65.0	2608	66.0
제2형 당뇨병	382	27.7	794	30.8	1176	29.8
치매	378	27.4	378	14.7	756	19.1
COPD	180	13.1	495	19.2	675	17.1
최근 5년 활동성 암	219	15.9	424	16.5	643	16.3
만성 간 질환	46	3.3	126	4.9	172	4.4
만성 신부전	255	18.5	544	21.1	799	20.2
투석	24	0.2	52	2.0	76	1.9
호흡부전	76	5.5	136	5.2	211	5.3
HIV	0	0.0	7	0.3	7	0.2
자가면역 질환	80	5.8	76	3.0	156	3.9
비만	149	10.8	273	10.6	422	10.7
기저 질환 수	명	%	명	%	명	%
기저 질환 없음	35	2.5	120	4.7	155	3.9
1가지	174	12.6	375	14.6	549	13.9
2가지	277	20.1	530	20.6	807	20.4
3가지 이상	892	64.7	1549	60.2	2441	61.8

이탈리아 코로나19 양성 사망자에게 흔히 관찰되는 기저 질환

인 기저 질환은 역시 심혈관 질환이었고 당뇨병, 치매, 암, 만성 간 질환, 만성 신부전 등이 그 뒤를 이었다. 사망자 중 기저 질환자의 비율은 96.1%였으며, 그중 61.8%는 세 가지 이상의 기저 질환을 앓고 있었고, 20.4%는 두 가지, 13.9%는 한 가지, 그리고 기저 질환이 없는 사망자는 3.9%에 불과했다.

과연 이 자료를 보고도 환자들이 코로나바이러스 때문에 사망했

다고 생각하는 사람이 얼마나 될까? 암과 치매, 심장 질환을 앓고 있던 90대의 환자가 코로나바이러스에 감염되지 않았다면 10년은 더 살 수 있었을까?

이탈리아 대중들이 이 자료를 접한다면 코로나19 확진자들의 사망과 코로나바이러스의 연관성에 의구심을 가질 수 있고, 코로나바이러스가 정말 심각한 바이러스인지 의심할 수도 있을 것이다. 그럼에도 불구하고 이탈리아 정부는 왜 이 자료를 공개하고 있을까? 이유는 간단하다. 그것은 감춰야 할 비밀이 아니라 현재 발생하고 있는 사실이며, 이런 자료를 통해 국민들에게 현 상황을 알리는 것이 국가와 보건 당국의 의무이기 때문이다.

그런데 우리나라 질병관리청은 사망자의 기저 질환은 망자의 개인 정보를 침해할 수 있다면서 공개하지 않고 있다. 코로나19는 기저 질환자에게 위험하므로 노령의 기저 질환자들은 각별히 주의하라고 말하던 질병청이 어떤 질환의 환자들이 조심해야 하는지에 대해서는 철저히 감추고 있으니, 이 상황을 어떻게 이해해야 할까?

정말 기저 질환자는 위험할까?

2020년 9월 26일까지 한국의 코로나19 양성 사망자는 총 400명으로 사망자의 평균 연령을 보면 여성의 경우 81세 7개월(190명)이고, 남성은 76세(210명)이며, 남녀를 합치면 78세 8개월이다. 만약 이분들이 코로나19 양성 환자가 아니었다면 이분들의 수명엔 어떤 변화가 있었을까? 이에 대한 자료가 있다면 코로나의 치명률을 따지는 데 도움이 될 텐데 뚜렷한 비교 대상이 없으니 사람들은 이분들이 코로나만 아니었으면 100세도 거뜬히 살았을 것으로 생각하는 듯싶다. 그런데 다행히도 UN에서는 매년 각 나라별로 기대 수명을 발표한다. 기대 수명이란 특정 국가 등의 지역에서 태어난 인구의 예상되는 수명을 말하는데 정부 발표에 따르면, 우리나라의 올해 기대 수명은 82.7세라고 한다. 이 수치를 보면 코로나19 양성 사망자들의 평균 연령과 4년 정도 차이가 난다. 그래서 마치 코로나 때문에 수명이 4년 정도 짧아진 것처럼 보인다. 이렇게 보는 것이 맞을까?

우리나라와 사망자의 연령대가 비슷한 이탈리아의 경우를 한번 보자. 7월 22일 집계된 코로나19 양성 사망자 3만 4142명의 평균 연령은 여성 85세(1만 4464명), 남성 79세(1만 9678명)였고, 전체 평균은 80세였다. 그리고 UN에서 발표한 이탈리아의 기대 수명은 우리나라와 비슷한 83세다. 이렇게 보면 이탈리아 사망자들도 코로나19 때문에 기대 수명이 약 3년 정도 짧아진 것 같다. 그런데 여기엔 숨겨진 비밀이 있다. 그것은 바로 사망자들의 96.1%가 기저 질환자라는 사실이다. 더구나 이 중 61.8%는 세 가지 이상의 기저 질환을 가지고 있다. 이것이 무슨 의미일까?

영국 케임브리지대 존 대니시(John Danesh) 교수팀은 지난 2015년 중풍, 고혈압, 심근경색, 협심증 등 심혈관 질환과 당뇨 등의 대사 질환이 사람의 기대 수명에 미치는 영향에 대해 빅데이터를 분석한 조사 연구를 진행했는데, 그 결과는 다음과 같다.[23]

당뇨병과 중풍, 심장마비 병력이 없는 건강한 사람들과 비교했을 때 세 가지 중 한 가지 질환을 가진 사람은 사망률이 정상인보다 2 배 증가하고, 두 가지 질환을 가진 사람은 4배, 세 가지 질환을 모두 가진 사람은 사망률이 정상인에 비해 8배나 높아지는 것으로 나타났다.

당연히 환자들의 기대 수명도 줄어드는데, 60세 연령에 중풍, 심장 질환, 당뇨 세 가지 질환 중 두 가지 질환의 병력이 있다면 기대 수명이 12년 줄어들고, 세 가지 질환이 모두 있으면 15년 정도 줄어들며, 또한 40세의 젊은 나이라도 이 세 가지 병을 모두 경험하거나 보유한 사람은 기대 수명이 23년이나 줄어드는 것으로 확인되었다.[24] 따라서 중풍, 심장 질환, 당뇨 세 가지 질환 중 하나라도 가지고 있는 환자라면 UN이 발표한 기대 수명을 채울 가능성은 희박하다고 볼 수 있다.

그런데 이탈리아 코로나 양성 사망자의 경우 96.1%가 기저 질환을 가지고 있었고, 이 중 20.4% 두 가지, 61.8%는 세 가지 이상의 기저 질환을 가지고 있는 사람들이었다. 그리고 사망 당시 이들의 평균 연령은 80세였다. 우리는 이 결과를 어떻게 보아야 할까? 사망자의 평균 연령이 기대 수명에 미치지 못했다고 이들의 수명을 코로나바이러스가 줄였다고 봐야 할까? 사망자들 대다수가 기저 질환자였음을 감안할 때 이들은 코로나바이러스와 관계없이 본인의 천수를 누렸다고 봐도 무방하지 않을까?

그나마 이탈리아는 이렇게 기저 질환을 공개하고 있으니 코로나에 대한 오해를 풀 수 있다. 그런데 우리나라는 어떤가? 사망자의 평균 연령이 78세 8개월로 기대 수명에 4년 정도 모자라는 우리나라는 사망자의 기저 질환을 공개하지 않고 있다. 과연 이들의 줄어든 기대 수명 4년이 코로나바이러스에 의한 것일까?

코로나 사태 초기인 지난 4월 1일 정은경 질병관리청장은 정례 기자설명회를 통해 "현재까지 신종 코로나로 165명이 사망했는데 그중 164명이 기저 질환을 갖고 있었다"고 설명했다. 주로 60대 이상 고령 확진자가 사망했는데 한 명의 확진 환자가 평균 세 가지 기저 질환을 앓았다고 스스로 밝혔던 것이다. 또한 그중에서 비율이 가장 큰 기저 질환은 심혈관 질환이라고 말하면서 "고혈압이 66%, 당뇨가 44%, 호흡기계 질환이 30% 정도이고 치매도 사망자의 33%가 앓고 있었다"고 덧붙였다.[25] 즉 우리나라도 이탈리아와 거의 유사한 기저 질환자의 비율을 가졌던 것이다.

그런데 우리나라는 6월 이후부터 코로나 양성 사망자의 기저 질환을 공개하지 않고 있다. 그래서 모든 사망자들이 코로나에 의해 사망한 것처럼 포장하고 있다. 그럼에도 불구하고 사망자의 평균 연령은 78세 8개월이다. 과연 이들이 코로나바이러스 때문에 천수를 누리지 못한 것일까?

코로나는 아이들에게만 관대한 걸까?

어린아이를 키우는 부모님들은 잘 아시겠지만, 찬 바람이 불고 환절기가 되면 어린아이들은 감기에 쉽게 걸린다. 소아과학 교과서를 보면 성인이 1년에 한두 번 걸리는 감기를 영유아 시기의 어린아이는 연평균 6~8회 정도 걸리고, 12회나 걸리는 아이들도 10~15% 정도 된다고 하니[26] 어린아이들이 호흡기 질환에 취약한 것은 굳이 설명하지 않아도 될 듯싶다.

아이들은 왜 감기에 쉽게 걸리는 걸까? 그 이유는 여러 가지가 있겠지만, 가장 큰 이유는 면역 경험이 많지 않아 보유 항체가 적기 때문이라고 할 수 있다. 아이들은 태어날 때 모체로부터 항체를 받고 태어나는데 이 항체가 사라지는 12개월까지는 모체가 물려준 면역력 덕분에 질병에 적게 걸리고, 또 걸려도 어렵지 않게 극복한다. 그러나 첫돌이 되기 전까지 모체로부터 물려받은 항체는 서서히 소멸된다.[27]

그리고 아이들은 이 시기 이후로 걸음마를 배우고 바깥 활동을 시작한다. 다양한 환경을 접하면서 질병을 앓고 또 싸워 이겨내며,

자신의 면역력과 항체를 마치 적금 붓듯 쌓아나간다. 이 같은 질병과 회복의 과정을 통해 아이들의 면역력은 조금씩 성장하고, 그 결과 성인이 되면 질병에 걸리는 횟수가 눈에 띄게 줄어드는 것이다. 이 때문에 면역 경험이 적고 면역력이 약한 아이들을 보호한다는 명목으로 예방접종도 어린 시절에 집중되어 있고, 국가와 의료계는 아이들이 전염성 질환에 취약하다는 이유로 16종의 전염성 질환에 대한 백신을 필수 접종으로 지정하여 아이들에게 맞히고 있다.[28] 그렇게 지정된 필수 예방접종 가운데 10여 종이 호흡기 질환과 연관 있는 것을 보면 아이들 호흡기의 면역력이 얼마나 취약한지 짐작할 수 있다.

물론 아이들이 호흡기 질환에 쉽게 걸리는 이유는 그뿐만이 아니다. 세계보건기구(WHO) 홈페이지에는 '어른과 다른 아이'라는 40페이지 분량의 PDF 자료를 공개하여 어린아이가 어른과 달리 질병에 잘 걸리는 이유를 설명하고 있는데, 코로나바이러스가 호흡기 바이러스인 고로 이 자료에 소개된, 아이들이 호흡기 질환에 잘 걸리는 이유 두 가지를 소개하고자 한다.

먼저 아이들은 체구가 작아 주변 환경의 온도 변화에 취약하다. 이 때문에 조금만 추운 곳에 가도 쉽게 체온을 잃어 호흡기 감염에 쉽게 노출된다. 아이들은 냄비, 어른들은 가마솥에 해당한다고 생각하면 이해하기 쉬운데, 냄비는 가마솥에 비해 쉽게 뜨거워지고 쉽게 식는다. 그래서 어린아이들은 환경 변화, 특히 온도 변화에 취약하여 조금만 추운 환경에 놓여도 쉽게 체온을 잃어버리고 호흡기 질환에 걸리는 것이다. 또 한 가지는 호흡의 속도인데, 아이들은 성인과 비교했을 때 단위 체중당 더 많은 공기를 들이마신다. 영아는 성인보다 세 배의 호흡을 하고, 6세의 어린이는 두 배를 호흡한다. 따라서 작은 체구에 비해 호흡을 통해 체내로 유입되는 미생물과 병원체의 양도 많고, 미성숙한 면역계 때문에 방어력도 부족하여 성인보다 훨씬 더 자주 호흡기 질환을 앓는 것이다.[29]

물론 이런 근거를 제시하지 않더라도 어린아이들이 어른보다 호흡기 질환에 더 잘 걸린다는 사실을 모르는 사람은 없을 것이다. 우리 모두 어린 시절을 겪었고, 조카와 자식들, 손주들을 봐도 알 수 있으니 말이다. 어린아이를 키우는 집에서는 감기에 걸리는 횟수도 부모들보다 아이들이 훨씬 많고, 열이 나서 응급실을 찾는 경우도 나이가 어릴수록 많으며, 기관지염과 폐렴으로 병원에 입원하는 경우도 어린아이들이 훨씬 많다.

그런데 이런 호흡기 질환 중에 예외가 되는 질환이 있다. 젊은 사람들과 노인은 걸려도 아이들은 거의 안 걸리는 질환, 심지어 산전수전 다 겪은 어르신들이 걸리면 위험할 수도 있지만 면역 경험이 적은 영아나 유아는 걸려도 문제 되지 않는 특이한 질환이 있다면 우리는 이런 상황을 이해할 수 있을까?

하지만 그런 질환이 실제로 우리 주변에 있다. 2002년 이후에 인류를 괴롭힌 사스, 메르스, 코로나19가 바로 그것이다. 모든 호흡기 질환에 가장 취약한 계층이 영유아들인데, 어떻게 전 인류 역사상 사스, 메르스, 코로나19 이 세 가지 호흡기 질환에서만 영유아 환자가 거의 없는 것일까? 게다가 이것들은 세상에 처음 나타난 신종 바이러스에 의한 질환인데 말이다. 세상에 없던 신종 바이러스가 나타나 사람들을 괴롭힌다고 할 때, 수십 년을 살아오면서 이 병 저 병 다 겪어온 백전노장과 이제 막 태어나 면역 학습을 할 시간조차 없었던 영유아 중 누가 더 위험할까? 이것은 정상적인 사고를 할 수 있는 사람이라면 어렵지 않게 맞힐 수 있는 문제다. 그런데 정말 이상하다. 이 새로운 바이러스는 신기하게 호흡기가 취약한 어린아이는 건드리지 않는다. 혹시 이 바이러스는 타고난 인도주의자이자 박애주의자일까?

이렇게 말하면 아이들은 밖으로 잘 나가지 않아서 환자가 적은 것이 아니냐고 묻는 분들이 있을 것이다. 한번 잘 생각해보자. 물론 근거가 박약한 이야기지만, 이 사태 초기에 언론에서는 젊은 사람들이 밖에서 바이러스에 감염된 후 집으로 돌아와 노인에게 옮기고, 노인들이 이로 인해 병에 걸려 목숨을 잃는다고 했다. 그런데 주변에 직장 생활을 하며 어린아이를 키우는 젊은 부부들을 보자. 이들은 전철도 타고 버스도 타면서 출퇴근을 하고 집으로 돌아와선 예쁜 아가의 볼에 뽀뽀도 했을 것이다. 또 휴일이면 아이를 데리고 밖으로 나가 놀아주기도 하고 산책도 했을 것이다. 그런데 어떻게 이들은 아이에게 코로나를 옮기지 않을 수 있었을까? 어린아이를 키우는 젊은 부부들과 노부모와 함께 사는 젊은이들은 전혀 다른 면역계를 가진 사람들일까?

제2장

코로나 사망의
진짜 원인은?

사스, 메르스, 스페인 독감, 홍콩 독감, 신종 플루, 코로나19 모두 전염병이 있을 때마다 의료계가 말했던 직접적인 사망 원인은 급성 호흡 곤란이었고, 공통적인 부검 소견은 호흡이 불가능할 정도로 망가져 물이 차 있는 폐였다. 그런데 이것이 과연 코로나바이러스에 의해 일어났을까? 그렇다면 코로나바이러스가 원인이 아닌 스페인 독감, 홍콩 독감, 신종 플루에서는 왜 같은 사망 원인과 부검 소견이 발견되었을까?

이번 장에서는 코로나바이러스 대유행이 있을 때마다 사망의 원인으로 지목된 코로나바이러스가 실제로 사망의 직접적인 원인인지 파악해본다.

한국에서 예측한 코로나 사망률 미스터리

우리나라에서 코로나19 첫 사망자가 발생하기 직전인 2월 20일 오전, 언론에 조금 특이한 기사가 나왔다. 코로나19 환자의 사망률에 관한 기사였는데, 국내 코로나19 환자의 사망률이 신종 플루의 사망률보다 높고 메르스의 사망률보다 낮을 것으로 예측된다는 내용이었다.[30] 나는 이 기사를 보고 뭔가 좀 이상하다는 생각을 했다. 우리나라 국민 중에 신종 플루의 사망률과 메르스의 사망률을 기억하는 사람이 얼마나 있을까? 그런데 아무런 수치도 알려주지 않고 그 중간이라고 발표하다니. 그것도 코로나19의 치료를 담당하고 있는 국립의료원 중앙임상위원회의 의료진이 말이다. 그런데 기사가 발표되던 당시 우리나라의 코로나19 사망자는 0명이었고, 당연히 사망률은 0%였다.

그렇다면 중앙임상위원회에서는 앞으로 환자가 얼마나 나올 것이고 또 그중 사망자가 얼마나 발생할 것인지까지 예측했다는 뜻인데, 도대체 이것을 어떻게 이해해야 할까? 질병관리청의 발표대로라면 이 질병은 치명률이 높고 확산 속도가 빨라 한 치 앞도 내다볼 수 없다고 말해야 이치에 맞을 것 같은데, 앞으로 나올 환자 수와 사망자 수를 이렇듯 쉽게 예측하여 언론에 발표할 수 있다니, 참으로 이상한 발표가 아닐 수 없다. 미리 계획한 일이 아니라면 어떻게 이런 예언과 같은 발표를 전염병의 진료를 담당하는 국가 의료 기관에서 할 수 있을까?

그런데 마치 오전의 발표에 답하기라도 하듯 같은 날 저녁에 갑자기 첫 사망자가 나왔다. 사망자는 시골의 한 요양병원 정신과 병동에 20년간 격리되어 있던 63세의 남성 환자였고, 폐렴으로 사망한 환자의 사체에서 코로나19가 발견되었다고 했다. 그런데 20년간 정신과 폐쇄 병동에서 지내며 지병으로 폐렴을 가지고 있던 환자가 사망한 후 검사한 검체에서 코로나19가 발견되면 코로나19 때문에 사망했다고 말할 수 있을까? 그렇다면 사망자의 검체에서 과연 코로나19만 발견되었을까? 그럴 리는 없을 것이다.

두 번째 사망자도 같은 병원, 같은 정신과 병동에 입원해 있던 55세 여성 환자였다. 이 환자도 원래 만성 폐렴을 앓고 있다가 사망 2일 전부터 갑자기 상태가 나빠졌다고 했다. 만성 폐렴은 폐렴을 앓은 지 오래되었다는 뜻인데, 그럼 코로나19가 발생하기 전 이 사람은 왜 폐렴에 걸렸을까? 그리고 이 사람이 원래 가지고 있던 폐렴은 생명과는 관계없는 안전한 폐렴인데, 갑자기 코로나19 때문에 생명을 위협하는 폐렴으로 발전했다는 뜻일까? 의료인의 정상적인 상식으로는 도저히 이해할 수 없는 일들이 연속으로 발표되다 보니 정신이 혼란스러울 정도였다.

만약 이렇게 환자의 사망 원인을 따져 코로나19 사망자로 몰아가려면 국내 모든 병원에서 폐렴으로 사망한 분들도 코로나19가 검출되는지 확인해야 한다. 하지만 과연 그런 검사를 할까? 그러다 만에 하나 다른 도시의 대형 병원에서 코로나19가 검출되기라도 하면 병원은 폐쇄되고, 코로나19의 진원지가 질병관리청이 지목했던 대구가 아닌 것으로 판명될 텐데 그 뒷감당을 어찌하려고 검사하겠는가?• 설령 그렇게 검사해서 코로나19가 검출되면 이 환자의 사망 원인도 코로나19가 되는 것인가?

　잠잠하던 국내의 코로나19 사태는 2월 20일 오전, 중앙임상위원회에서 모호한 사망률을 발표한 직후부터 새로운 국면에 접어들었다. 사망자가 하나둘 늘기 시작했고 가라앉는 듯했던 대중들의 공포는 걷잡을 수 없이 확산되었다. 나는 이렇게 확산되는 코로나19 사태에서 발표되는 사망자들의 사망 원인이 무엇인지 귀 기울여 들으며, 실제로 이들이 코로나바이러스에 의해 사망한 것이 맞는지 확인하기 시작했다.

●　　메르스 때 병원을 폐쇄했던 삼성의료원과 국가는 손실 보상금을 놓고 5년간 법정 다툼을 벌였으며, 2020년 5월 국가가 최종 패소하여 국가는 삼성의료원에 손실 보상금 607억 원을 지급했다.

코로나 사망자의 부검 소견은?

기사와 논문을 검색해보면 2002년 중국에서 시작된 사스로 8000여 명이 감염되고 그중 11%가 사망했다는 자료는 쉽게 찾을 수 있었지만,[31] 이상하게도 당시 사망자의 직접적인 사망 원인이 명확히 사스 코로나바이러스라고 명시된 자료는 찾기 어려웠다. 대부분의 내용이 당시 환자들의 90%가 그냥 감기처럼 가볍게 앓고 지나갔으며 사망자는 대부분 평소 지병을 앓고 있던 사람들이었다는 내용 말곤 코로나바이러스가 사망을 유발했다는 자료가 없었던 것이다. 서울대학교에서 발간한 호흡기학 교과서에는 신종 코로나바이러스가 이 질병의 원인균이라는 내용이 있었지만 이 바이러스가 환자의 사망을 유발하는 과정에 대한 설명은 없었다. 다만 당시 사망자들의 사체를 부검한 결과, 다음과 같은 두 가지 특징적인 소견이 나왔다는 사실은 명시되어 있었다.

그 두 가지 소견은 폐에서 산소와 이산화탄소가 교환되는 곳인 '폐포'가 파괴되는 확산성 폐포 손상(DAD, Diffuse alveolar damage)[32]과 여러 개의 정상적인 면역 세포들이 하나로 뭉쳐버리는 거대 세포(giant cell, multinucleated giant cell)[33]였다. 그런데 특이한 점은 이 두 가지 증상은 특정 바이러스에 의해 유발되는 것이 아니라 우리 몸이 병에 걸린 상태에서 비정상적인 면역 반응을 일으킬 때, 즉 우리 몸을 지키는 면역계가 오작동을 일으킬 때 나타나는 증상이라는 점이었다.

특히 확산성 폐포 손상은 폐 질환 중에서도 심각한 간질성 폐렴•에서 나타나는 조직학적 소견이며, 호흡기 전염병의 사망 사고는 이 증상에 의해 유발되는 급성 호흡 곤란 증후군 때문에 생긴다는 점을 확인했다. 또한 이 증상은 사스뿐만 아니라 메르스의 사망자 부검 소견에서도 공통적으로 나타나는 소견이었고,[34] 지금 유행하는 코로나19의 사망 환자 부검 결과에서도 확인된다는 보도가 나왔기 때문에 이 확산성 폐포 손상의 원인을 밝히는 것이 사망 환자들의 사인을 규명하는 데 중요한 역할을 할 것이라 생각했다. 그런데 이상하게도 뉴스나 방송에 나와 코로나19 사태를 설명하는 의료인 중에는 이 증상을 설명하는 사람들이 아무도 없었다. 그래서 직접 사스와 메르스 그리고 코로나19에 공통적으로 나타나면서 생명에 치명적인 영향을 주는 확산성 폐포 손상과 거대 세포가 무엇인지 확인하고, 사스와 메르스 그리고 코로나19 이 세 종류의 코로나바이러스가 이 증상을 일으킨 직접적인 원인이 맞는지 확인해보기

• 간질성 폐렴은 하기도의 산실 부위에 비김염성 원인으로 만성적인 염증이 지속되어 나타나는 염증성 질환이다. 간질은 결체 조직으로 이루어진 허파꽈리(폐포) 벽 부위를 말한다.

로 했다. 만약 이 증상이 코로나바이러스에 의해 유발되었다면 사스, 메르스, 코로나19의 사망자들은 코로나바이러스에 의해 사망한 것이 맞고, 그렇지 않다면 코로나바이러스는 이 사람들의 직접적인 사망 원인이 되지 못할 것으로 생각했기 때문이다. 그리고 만약 코로나바이러스가 사망자들의 직접적인 사인이 아니라면 사망자들의 진짜 사망 원인이 무엇인지도 확인해보고 싶었다.

단, 거대 세포는 확산성 폐포 손상과는 달리 사망자들의 직접적인 사망 원인으로 지목되지 않았기 때문에 짧게 설명하고 앞으로의 언급은 생략하려 한다.

거대 세포

거대 세포(Giant Cell)를 이해하려면 우리의 면역 세포 중 단핵구(單核球)와 대식 세포를 알아야 한다. 단핵구와 대식 세포는 조금 차이가 있는데, 여러분의 이해를 돕기 위해 대식 세포로 통일하여 설명하고자 한다. 대식 세포는 우리 동네를 지켜주는 파출소의 경찰과 같은 역할을 한다고 생각하면 이해하기 쉬운데, 우리 몸 곳곳을 지키며 치안을 담당하는 면역 세포로서 우리 몸을 침범하는 이물질들을 잡아먹고, 우리 몸에 이물질이 들어온 것을 다른 면역 세포들에게 알려준다.

그런데 이렇듯 착한 대식 세포도 가끔 강적을 만나면 문제를 일으킨다. 우리 몸의 국소 부위에 염증이 반복되어 노폐물이 계속해서 쌓이고 청소해야 하는 물질들이 너무 많을 때, 또는 어떤 원인으로든 청소하려는 물질이 너무 크거나 정상 조직에 달라붙어 꿈쩍도 하지 않을 때 이것을 청소하기 위해 모여들었던 대식 세포들은 어떻게든 이것을 치우려고 끙끙대다가 마치 만화에 나오는 로봇처럼 합체한다. 그 결과 세포의 크기는 커지고 여러 개의 핵을 가지게 되는데, 이렇게 하나로 뭉친 세포를 거대 세포라고 부른다. 가끔은 거대 세포가 병원체인 세균이나 곰팡이 등 감염성 물질과 이물질, 각질, 조직 파편들과 다시 뭉치고 이들을 둘러싸면서 육아종(肉芽腫)이라는 덩어리가 되어 우리의 호흡을 방해한다. 그런데 정작 육아종이 생기는 이유 또한 이 거대 세포가 외부 물질을 제거하다가 잘 안 될 때 이물질과 우리 신체의 접촉을 차단하기 위해 만드는 것이라고 하니 비록 육아종이 호흡을 방해할지언정 끝까지 우리 몸을 지키려 하는 면역계의 노력이 눈물겹다.

여기서 하나의 의문이 생긴다. 이렇게 대식 세포가 뭉쳐 거대 세포가 되고, 이것이 다시 뭉쳐 육아종이 될 때까지 반복적으로 쌓인 노폐물은 어떤 과정을 통해 생산되었을까? 거대 세포와 육아종이 되면서까지 대식 세포들이 제거하려 했던 이물질은 과연 무엇이고, 이러한 이물질이 생긴 원인은 또 무엇일까? 이것이 거대 세포가 생긴 진짜 원인이자 문제의 핵심이라 할 수 있다.

확산성 폐포 손상

아마 일반 대중들에게 이 용어는 매우 생소할 것이다. 하지만 코로나19 사태를 이해하는 데 핵심이 되는 내용이고, 급성 호흡 곤란 증후군으로 사망한 사스, 메르스, 코로나19 환자에게서 나온 공통적인 부검 소견이어서 사망자들의 사인을 따져볼 수 있는 중요한 내용이므로 정확히 짚고 넘어가는 것이 좋을 듯싶다.

우리가 공기를 마시면 공기는 코와 목, 기도와 기관지를 통과해 폐의 끝까지 가서 폐포라는 작은 곳에서 산소와 이산화탄소를 교환한다. 확산성 폐포 손상은 가스 교환이 일어나는 폐포의 점막 표면, 그러니까 공기가 혈액으로 들어가는 폐포의 표면이 파괴되어 주변의 조직액이 흘러나오고 부어오르며 나중엔 섬유 조직으로 바뀌어 결국 산소와 이산화탄소의 교환이 불가능해지는 상태[35]를 말한다.

즉 폐포의 벽이 무너져 조직액과 터진 폐포의 파편 그리고 폐포를 덮고 있던 점액 등이 서로 엉겨서 원래는 비어 있어야 하는 폐포 안을 꽉 채운 상태[36]를 의미한다. 이렇게 되면 우리가 공기를 마셔도 공기가 폐포로 쉽게 들어가지 못해 혈액 속으로 산소를 넣어주는 일이 어려워지고, 숨을 쉬어도 몸에는 산소가 들어오질 못해 급성적으로 심한 호흡 곤란이 오는 것이다.

그림으로 보면 오른쪽 그림의 동그란 원이 폐포인데, 좌측 반원은 정상적인 점막을 유지하고 있고 우측 반원은 폐포의 벽이 터져 조직액이 폐포를 채우고 있다. 이렇게 걸쭉한 액체가 폐포를 채우고 있으니 공기가 폐포로 들어가도 폐포 벽에 도달하지 못해 산소와 이산화탄소의 교환이 일어나지 못하고, 따라서 확산성 폐포 손상이 숨을 쉬기 어려운 급성 호흡 곤란 증후군의 원인이 된다고 할 수 있는 것이다.

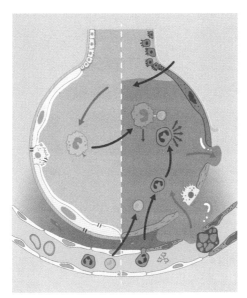

정상 폐포(왼쪽)와 손상된 폐포(오른쪽)

　그렇다면 이러한 현상은 어떤 경우에 관찰될까? 확산성 폐포 손상은 정상적인 면역 반응이 불가능한 후천성 면역 결핍증(AIDS)으로 사망한 사람들을 부검했을 때 일반적으로 관찰되며,[37] 비정상적인 면역, 특히 면역이 억제되거나 결핍된 사람들이 오랫동안 폐렴을 앓아온 경우에 일어나는 이차적인 증상이라고 한다.[38] 즉 정상적인 사람이 감기나 폐렴에 걸렸다고 해서 생기는 증상이 아니라는 뜻이다. 그럼 후천성 면역 결핍증 환자 말고 다른 면역 억제 환자들은 어떨까? 여기에는 주로 장기 이식 환자들과 자가면역 질환자가 있다. 이 두 부류의 환자군을 조사해보니, 폐 이식 환자에게 확산성 폐포 손상은 이식 수술 후의 환경에서 맞닥뜨리는 다양한 병원체들에 의해 유발될 수 있는 일반적인 현상[39]이며, 어떤 종류의 병원체든 이러한 면역 저하 환자에게는 확산성 폐포 손상을 일으킬 수 있음을 확인할 수 있었다.[40] 즉 면역이 억제된 사람이라면 꼭 코로나바이러스가 아니어도 다른 세균이나 진균 그리고 다른 바이러스도 얼마든지 일으킬 수 있는 질환이라는 뜻이었다.

그럼 자가면역 질환자들은 어떨까? 논문을 찾아보니 전신성 홍반성 루푸스 같은 자가면역 질환을 앓고 있는 환자들 중 34%에서 폐포 출혈과 함께 확산성 폐포 손상이 발견되고, 루푸스 신염, 다발성 근염, 류머티즘성 관절염 등의 다른 자가면역 질환자에게서도 확산성 폐포 손상이 발생하는 것을 확인할 수 있었다.[41] 즉 면역억제제를 투약하는 대부분의 자가면역 질환자들에게서도 장기 이식자와 마찬가지로 확산성 폐포 손상이 관찰된다는 것이었다. 결론적으로 확산성 폐포 손상은 처음부터 면역이 결핍되어 만성적으로 폐렴을 앓아온 환자가 아니라면 하나같이 약물에 의해 면역이 억제된 환자들에게서 관찰되는 증상임을 확인할 수 있다. 즉 정상적인 면역 상태에서는 이러한 증상이 나타날 수 없다는 얘기다.

주목할 만한 사실은 이런 확산성 폐포 손상이 비단 사스, 메르스, 코로나19 등 코로나바이러스와 관련된 질병에서만 관찰되는 소견이 아니었다는 점인데, 2009년의 신종 플루, 2003년의 홍콩 독감, 심지어는 5000만 명이 사망했다는 1918년의 스페인 독감에서도 사망자의 부검 소견에 같은 증상이 보고되었음을 확인할 수 있었다.

만약 당시 사망자들이 정상 면역을 가진 환자들이었다면 그때도 누군가 환자들의 면역계에 개입했다는 의미인데, 당시 의료계는 질병의 원인을 과연 무엇으로 판단했기에 이렇게 환자들의 면역을 조절하는 약물을 사용할 수 있었을까?

자료를 찾아보니 확산성 폐포 손상이라는 명칭을 처음 사용한 카첸슈타인(A. Katzenstein) 박사는 가장 높은 빈도로 세균성 폐렴을 일으키는 폐구균을 확산성 폐포 손상의 주된 원인으로 지목했고,[42] 신종 플루가 유행하던 2009년에는 신종 인플루엔자바이러스A(H1N1)를,[43] 홍콩 독감이 유행하던 시기엔 홍콩 인플루엔자바이러스A(H5N1)를 확산성 폐포 손상의 주원인으로 지목했다. 그리고 사스, 메르스가 유행했던 시기에서는 사스 코로나바이러스와 메르스 코로나바이러스를, 코로나19가 유행하는 현시점에서는 역시 코로나19 바이러스를 확산성 폐포 손상의 원인으로 지목하고 있다. 추측하건대 세균과 바이러스를 구별하지 않았던 1918년의 스페인 독감 때에도 확산성 폐포 손상과 인플루엔자바이러스라는 용어가 있었다면 사인을 인플루엔자바이러스에 의한 급성 호흡 곤란 증후군, 그리고 부검 소견은 확산성 폐포 손상이라고 했을 것 같다. 당시 사망자의 부검 소견에도 폐에 물이 차 있었다고 했으니 말이다.

그저 흥미롭다고 하기엔 소름이 돋고 두려움마저 느껴진다. 항상 같은 증상이 사망 원인으로 지목되는데 질병의 원인은 매번 바뀌었다. 100년 동안 이런 일이 수없이 반복되었는데 아무도 그 이유를 정확히 말하지 않는다. 이런 상황을 어떻게 이해해야 할까? 이 책만 읽어도 모든 이들이 알 수 있을 것 같은 사망자들의 사망 원인을 의료계는 지난 100년 동안 모르쇠로 일관해왔다. 정말 모르는 것일까? 아니면 알면서도 모르는 척하는 것일까?

언제 폐포가 손상될까?

앞에서 사스, 메르스, 코로나19 사망자의 공통적 부검 소견으로 확산성 폐포 손상이라는 증상을 소개하며 세 가지 사건에 공통적으로 등장하는 코로나바이러스가 이 증상의 직접적인 원인으로 증명되지 않았음을 설명했다. 그렇다면 확산성 폐포 손상을 입증할 만한 원인은 무엇이 있을까? 이를 말하기 전에 한 가지 짚고 넘어가야 할 것이 있는데, 확산성 폐포 손상은 사실 정확한 질병명이 아니고 단지 어떤 질환의 증상명 또는 사체 부검 때 발견되는 조직학적 소견이란 점이다. 무슨 말인가 하면, 우리는 보통 콧물, 기침, 인후통과 발열 등의 증상이 있을 때 감기(급성 바이러스성 비인두염)라 말하고, 복통·설사·구토 등의 증상이 있을 때 장염이라고 말하는데 이때 인후통과 발열은 증상명이 되고 감기는 질병명이 되며, 복통·설사·구토는 증상명이고, 장염은 질병명이 된다. 마찬가지로 '폐포의 손상'이라는 증상이 있을 때 우리는 진단명을 '간질성 폐렴'이라고 말한다. 따라서 어떤 사람이 호흡 곤란으로 사망했을 때 부검 결과 '확산성 폐포 손상'이 관찰되었다면 사인을 '간질성 폐렴'으로 기록한다. 이 얘기를 하는 이유는 우리가 앞으로 확인할 논문들의 초점이 확산성 폐포 손상이라는 하나의 증상보다는 이 증상을 포함하는 질병인 간질성 폐렴에 맞춰져 있기 때문이다.

나는 간질성 폐렴의 원인이 무엇인지 확인하기 위해 호흡기학 교과서와 논문을 찾아보았지만 대부분의 문헌에서 간질성 폐렴의 원인은 '알 수 없다'고 나와 있었으며, 명확하게 그 원인을 밝힌 자료는 찾을 수 없었다. 간질성 폐렴의 원인을 '코로나바이러스'라고 명시한 자료 역시 찾을 수 없었다. 그런데 흥미로운 사실은 여러 호흡기 교과서들에서 폐렴을 분류할 때 간질성 폐렴을 바이러스나 세균에 감염되어 생기는 감염성 질환으로 분류하지 않고 비감염성 폐질환, 그러니까 원인을 알 수 없는 '특발성 간질성 폐 질환'[44]으로 별도의 챕터를 두어 분류하거나 면역계의 오작동에 의해 발생하는 '면역학적 폐 질환'[45]으로 분류하고 있다는 점이었다. 즉 분류 자체가 감염성 질환이 아닌 것으로 되어 있으니, 의료계는 애초부터 이 질환의 원인을 바이러스나 세균으로 보고 있지 않았다는 의미다. 이는 사스, 메르스, 코로나19 사망자의 사망 원인을 처음부터 코로나바이러스로 보고 있지 않았다는 얘기이니 참으로 놀라운 사실이 아닐 수 없다.

약인성 간질성 폐렴

그렇다면 간질성 폐렴은 정말 원인을 알 수 없는 질병일까? 답부터 말하자면, 꼭 그렇지는 않다. 교과서에는 원인 미상으로 나오는 경우가 많지만, 논문들 중에는 이 질환의 원인을 밝혀놓은 것들이 꽤 있었는데, 가장 눈에 띄는 논문은 《오픈 액세스 호흡기학 저널(*Open Respiratory Medicine Journal*)》 2012년 6월에 실린 〈약인성 간질성 폐렴〉[46]이다. 이 논문에는 간질성 폐렴을 일으킬 수 있는 약물들이 소개되었는데, 생각보다 많은 약물이 간질성 폐렴 및 폐 섬유화, 기관지 경련, 폐부종, 흉막 삼출 등 온갖 유형의 폐 합병증과 관련되었다고 기록되어 있었다. 또한 폐는 산소와 이산화탄소의 교환을 위해 모세혈관이 많이 분포하여 혈액에 녹아 있는 약물들과의 접촉 면적이 넓어지기 때문에 다양한 독성 물질의 표적이 될 수 있다고 전하고 있었으며, 현재 450종 이상의 약물이 호흡기 질환을 일으키는 것으로 알려져 있고, 약물 수는 새로운 약물이 개발됨에 따라 계속 증가할 것으로 전망하고 있었다.

그러나 더 중요한 것은 다음 내용인데, 약물이 유발하는 폐 질환의 가장 흔한 형태는 약물에 의한 간질성 폐 질환(DILD, Drug-induced Interstitial Lung Disease)이고 입으로 먹는 약, 주사제, 분무제 등 다양한 약물들이 이 질환과 관련이 있다고 했다. 또 유아나 노령기 환자의 약물 투여가 이러한 약물 독성의 증가와 관련이 있는데, 특히 노인 환자는 신장의 배설 기능이 낮고 간의 해독 능력도 떨어지는 등 전반적인 신진대사 기능이 저하되어 약물의 심각한 부작용이 일어나기 쉽다고 소개되어 있었다. 전염병이 유행할 때마다 많은 사람들을 사망에 이르게 한 질병이 전염병을 일으킨 바이러스 때문이 아니라 이를 치료한다는 명목으로 투여된 약물에 의한 것일 수도 있다니 놀라운 일이 아닐 수 없다.

그럼 어떤 약들이 간질성 폐렴을 일으킬까? 많은 분들이 '설마 우리가 아는 약물들이 이런 무서운 질병을 일으킬 수 있겠어?'라고 생각하겠지만, 이 논문에 소개된 약물들을 보면 무척 놀랄 것이다. 가장 먼저 눈에 띄는 약이 아스피린이다. 뒤에서 다시 말하겠지만, 아스피린은 스페인 독감이 유행하던 시기에 사용된 유일한 해열제였다. 스페인 독감 당시에도 폐에 물이 차 있었다는 사체 부검에 대한 보고가 있었는데, 논문을 보니 당시에 어떤 이유로 폐에 물이 찼는지에 대한 의문이 풀리는 듯했다. 사실 아스피린은 여러 가지 약물 부작용과 관련된 가장 흔한 해열제이자 항염증제이며, 급성 호흡 곤란 증후군 유형의 폐 질환은 아스피린 성분인 살리실레이트 독성에 의한 것으로 설명되어 있다. 또 아스피린 외에도 우리가 해열제·소염제·진통제로 널리 사용하는 비스테로이드성 항염증제(NSAIDs)들[47]도 폐포 벽이 터지는 간질성 폐렴이나 호산구(好酸球) 폐렴을 초래할 수 있다고 쓰여 있었다.[48]

이외에도 놓치면 안 될 중요한 약들이 있었는데, 노인들의 혈압약으로 널리 사용되는 ACE억제제와 베타차단제, 그리고 심혈관 질환에 사용하는 항응고제, 그리고 고지혈증에 사용하는 스타틴 계열의 약물들이 모두 포함되어 있었다. 혈압약과 고지혈증약 그리고 심혈관 및 뇌혈관 질환에 널리 사용되는 약물들이 대거 포함되어 있다니 놀라지 않을 수 없다. 왜 코로나19 사망자 명단에 고혈압 환자, 아니 고혈압약을 복용하는 환자들이 많았는지 이해할 수 있을 것 같다. 특히 고지혈증약인 스타틴은 현재 여러 종류가 사용되고 있는데, 대부분의 스타틴 약물들이 간질성 폐렴의 위험 요소로 보고되고 있다는 사실도 놀라웠다. 또 현재 코로나19의 치료제로 사용되는 인터페론 알파도 눈에 띄는 약이었다.[49] 이러한 약물들에 의해 유발된 폐 손상은 폐포의 염증 및 부종을 일으키고 결국 만성 염증으로 진행되어 폐 섬유화를 유발하고, 산소와 이산화탄소의 교환을 방해한다.

안타까운 점은 이 논문에 소개된 약물 가운데 확산성 폐포 손상과 같은 간질성 폐 질환을 치료하는 약물이 여럿 포함되어 있다는 것인데, 이 약들은 오히려 간질성 폐 질환을 유발하기도 해서 이런 약으로 확산성 폐포 손상이 있는 환자들을 치료할 경우, 혹을 떼려다 되레 혹을 붙이는 상황을 만들 수도 있다. 간질성 폐 질환을 유발하는 치료제가 간질성 폐 질환의 증상을 치료하는 데 사용될 수 있다는 것이 이론적으로 어떻게 가능한지 확인하는 일도 중요하지만, 그보다 더 큰 문제는 이러한 약물을 투약했다가 환자가 치명적인 폐 손상을 입었을 때, 이것이 원래 치료하고자 했던 환자의 폐질환이 악화된 것인지 아니면 치료제로 투약한 약물의 부작용으로 발생한 것인지를 판단하기가 매우 어려워진다는 점이다.

무슨 말인가 하면, 환자에게 폐포 손상의 징후가 보여 이를 치료하기 위해 약물을 치료제로 투약한 이후 환자의 증상이 악화되고 호흡 곤란이 발생하여 사망했다면, 환자가 원래 가지고 있던 질환이 악화되어 사망한 것인지, 환자를 치료하고자 투여한 약물의 부작용으로 사망한 것인지를 판단하기가 어렵기 때문에 사망자의 정확한 사망 원인 또한 밝혀내기가 어려워진다는 뜻이다.

이렇게 되면 코로나19 사태 동안 폐 질환을 치료하려고 사용하는 약물에 의해 폐 손상과 간질성 폐렴이 발생하는 것을 방지할 수 없을뿐더러 피해자가 나올 경우 이것이 바이러스에 의한 것인지 약물에 의한 것인지도 구별할 수 없을 텐데, 어떤 방법으로 이런 사태를 예방할지 해결책이 쉽게 떠오르지 않는다.[50]

사체 부검을 하지 않는 이유는?

우리나라에서 코로나19 사망자로 분류되는 사망자들의 면면을 보면 정신 질환, 치매, 암, 고혈압, 당뇨, 신부전, 간부전, 심부전 등 다양한 기저 질환을 가진 노령의 환자가 대부분이다. 그런데 질병관리청은 사망자의 검체에서 코로나19가 검출되었다는 이유로 모두 코로나19에 의한 사망이라고 통계를 내고 있다. 상식적으로 이해할 수 없는 일이 벌어지고 있는 것이다. 이 사람들을 코로나19에 의한 사망자로 통계 내기 위해서는 환자가 사망 직전에 원인 불명의 급성 호흡 곤란 증후군을 호소해야 하고, 사망 후 부검 소견으로 폐에 물이 차 있는 확산성 폐포 손상이나 거대 세포 또는 거대 세포에 의한 육아종 등을 확인해야 한다. 물론 이것을 확인한다 해도 사인을 코로나19로 확정할 수는 없지만 최소한의 공통적인 부검 소견을 찾아내야 한다는 뜻이다. 당연히 이를 확인하기 위해서는 폐의 조직 검사가 필요하고 조직 검사를 위해선 사체 부검을 해야 하는

데,[51] 어찌 된 일인지 사체 부검을 한다는 얘기는 들리지 않는다. 부검도 없이 사망자들의 호흡기 점막에서 코로나19 바이러스가 검출되기만 하면 코로나19에 의한 사망자로 통계를 내고 있는데, 이는 의료인의 상식으로는 도저히 이해할 수 없는 일이다.

　그래서 질병관리청에 전화를 걸어 부검 절차가 어떻게 진행되고 있는지 확인했는데 질병관리청의 답변을 듣고 더욱더 당황할 수밖에 없었다. 나는 어떤 과정을 통해 사인 분석이 이루어지고 있으며 사체의 부검은 어떻게 진행되는지를 물었는데, 질병관리청의 답변은 사망자의 사체 검안서에 검안의가 코로나19에 의해 사망한 것으로 추정된다고 기록한 사망자들만 부검을 하고 그렇지 않은 사망자들은 장례를 치르기도 전에 바로 화장한다는 것이었다. 이게 도대체 무슨 말인가? 그렇다면 사체 검안의조차 검안서에 사망 원인을 코로나19에 의한 폐렴으로 기록하지 않는 사망자들이 있다는 얘기인데, 어떻게 모든 사망자들이 코로나19에 의한 사망자로 통계에 올라갈 수 있을까? 그리고 부검하지 않는 사망자들을 바로 화장하는 이유를 묻자 질병의 확산을 막기 위해서라고 하는데 이건 또 무슨 해괴한 논리인가? 바이러스는 숙주가 살아 있어야 증식할 수 있고, 숨을 쉬어야 밖으로 나올 수 있다. 그런데 이미 숨을 거둔 사망자가 질병을 확산시킨다니 이를 어떻게 이해해야 할까?

　도대체 무슨 일이 일어나고 있는 것일까? 자신들이 행한 일들의 흔적을 남기지 않기 위해 사체 부검도 하지 않고 장례 절차도 무시한 채 곧바로 화장을 한다는 말인가? 고인들이 도대체 살아생전에 무슨 죄를 지었기에 죽는 그 순간까지 질병의 전파자로 오인받고, 불필요한 조치로 임종을 맞이하며, 사후에도 남들처럼 장례를 치를 수조차 없다는 말인가?

　나는 무슨 일인지 이해할 수 없어 그 이유를 따져 물었으나 더 이상은 답할 수 없다는 이야기에 통화를 끝낼 수밖에 없었다. 그리고는 일개 개인이 물어 얻을 수 있는 답변이 아니라는 생각에 국회 보건복지위원회 소속 국회의원실을 통해 정식으로 질병관리청에 질의했다. 하지만 질병관리청은 바쁘다는 핑계를 대고 차일피일 미루며 끝내 답변하지 않았다. 국회의원이 질문해도 답변하지 않는 질병관리청. 그들은 현재 누구의 명령을 따르고 있는 것일까?

산소 독성을 아시나요?

앞에서 다양한 약물이 폐포의 손상을 유발하여 호흡 곤란을 일으키고 환자의 생명에 위협을 가할 수 있다고 설명했는데, 이런 약물들 외에도 병원에서 치료받는 동안 환자의 폐포에 손상을 유발할 수 있는 위험 요소 한 가지를 더 설명하고자 한다.

코로나19 사태 초기의 숱한 보도를 보면 호흡 곤란을 겪는 많은 환자들이 모자라는 병상 때문에 제때 입원과 치료를 받지 못해 사망하는 것처럼 알려지기도 했는데, 사실은 병원에도 적잖은 위험 요소가 있고 때로는 그것이 환자를 사망에 이르게 하는 직접 원인이 되기도 한다. 특히 병원에 입원했을 때 환자들의 생명을 크게 위협하는 것 중 하나가 지금부터 얘기할 기계 환기법, 일상적인 용어로는 인공호흡 또는 기계 호흡이다.[52]

많은 사람들이 호흡 곤란을 겪는 환자가 기계 호흡을 통해 산소를 공급받으면 언제든 살아날 수 있을 것처럼 생각하는데, 사실은 그렇지 않다. 정상적인 사람도 기계 호흡을 하면 폐렴 발생 빈도가 일반적인 경우에 비해 6~20배까지 증가한다. 또한 산소 공급을 위해 기도 절개 및 기도 삽관을 한 환자들의 20%에서, 그리고 급성 호흡 곤란 증후군을 보인 환자의 70%에서 병원 획득 폐렴이 발생하며, 병원 획득 폐렴이 발생한 환자들의 30~70%는 사망에 이른다고 한다.[53)·54)] 따라서 기계 호흡은 우리가 알고 있는 것처럼 언제든 호흡이 어려운 환자를 살릴 수 있는 치료법이 아니며, 때로는 환자의 생명에 위협을 가할 수도 있는 치료법이다.

기계 호흡이 문제 되는 이유는 우리의 폐가 한 번에 받아들일 수 있는 산소량의 한계 때문이다. 산소 공급을 목적으로 갑자기 지나치게 많은 양의 산소를 폐에 넣었을 때 혈액 속으로 녹아들지 못한 산소가 폐에 남아 물로 변하고, 이 과정에서 생기는 활성 산소가 직접 폐포를 공격하여 파괴하는 현상, 즉 산소 독성이 발생할 수 있기 때문이다. 특히 폐에 문제가 생겨 호흡이 곤란한 환자의 경우 받아들일 수 있는 산소의 양이 정상인에 비해 더 줄어드는데, 만약 이때 호흡 곤란을 해소하기 위해 폐가 수용할 수 없을 정도로 많은 양의 산소를 넣어주면 폐 속에 남는 산소의 양 또한 많아지고 산소 독성에 의한 폐포의 손상은 더욱 심해져, 결과적으로 치료 전보다 더 심한 호흡 곤란 상태에 빠질 수 있다.[55)]

심지어는 고압 산소 요법만으로도 확산성 폐포 손상을 만들어낼 수 있는데,[56)·57)] 건강한 성인도 고농도의 산소에 노출되면 시간이 지날수록 기침, 가슴 답답함을 호소하고, 심한 경우엔 폐가 쭈그러들어 가스 교환에 이상이 생긴다. 그러나 이를 무시하고 산소 공급을 멈추지 않으면 급성 호흡 곤란 증후군이 발생하여 생명에 치명

적인 영향을 미친다고 한다.[58]

무섭지 않은가? 일반 대중들은 호흡 곤란이 있는 환자도 대형 병원에서 산소마스크를 쓰고 고농도의 산소를 마시면 금방 회생할 것처럼 여기지만 현실은 전혀 그렇지 않고, 사스와 메르스, 코로나19에서 공통적으로 나타난 사망자의 부검 소견인 확산성 폐포 손상까지 지나친 용량의 산소 공급을 통해 만들어낼 수 있다니 말이다.

밝혀진 폐포 손상의 원인

우리는 이제 사스, 메르스, 코로나19의 사망자에서 나타나는 공통적인 부검 소견인 확산성 폐포 손상의 발생 원인 두 가지를 알았다. 그중 하나는 환자의 면역계에 작용하는 다양한 약물이었고, 다른 하나는 기계 호흡을 통해 공급하는 과량의 산소였다. 물론 나는 의료계에서 멀쩡한 사람을 사망으로 이끌기 위해 이러한 치료를 했다고는 전혀 생각하지 않는다. 의료진 나름대로 자신이 알고 있는 최선의 치료법을 선택하여 환자에게 적용했을 것으로 믿고 있다. 다만 아쉬운 점은 동일한 사망 사고가 최근 20년 사이에 여러 번 반복되어왔다는 것인데, 그들은 왜 같은 결과를 반복하면서 더 나은 방법을 찾으려고 노력하지 않았을까? 왜 반복되는 사망 사고에서 사망자들의 진정한 사망 원인을 밝히기 위해 좀 더 노력하지 않았을까?

하지만 전염병 사태가 있을 때마다 의료계가 마주하게 되는 난처한 상황을 이해하고, 그들이 해온 모든 의료 행위가 당시 그들이 할 수 있는 최선이었음을 인정한다 해도, 그들이 사망자들의 사망에 대한 책임을 아무 말 못 하는 바이러스에게 모두 뒤집어씌우고, 그것도 모자라 생명이 다하는 그 순간까지 우리 몸을 지키려 노력했던 사망자의 면역계에 돌려버리는 데에는 결코 동의할 수 없다. 사망자의 사망에 직접적인 영향을 주지 못한 바이러스, 그리고 바이러스와 약물에 대항하며 끝까지 몸을 지키려고 사투를 벌인 우리의 면역계가 도대체 무슨 잘못을 했다는 말인가?

이 책을 읽는 독자분들은 반복되는 전염병에 대한 의료계의 치료 행위가 과연 환자의 회복에 얼마나 도움을 주었는지에 대해 많은 의문을 가지게 되었을 것이다. 하지만 한편으로는 '설마, 그럴 리가!'라고 생각하며 이 모든 의문을 사실로 받아들이는 데 거부감을 느낄 수도 있다. 아니면 '과연 어떤 것이 진실일까?'라고 생각하며 더 확실한 증거를 원할 수도 있다. 아마도 여태까지 믿어온 현대 의료에 대한 미련과, 지금까지 자신의 몸을 맡긴 의료인에 대한 신뢰가 이런 갈등을 일으키는 원인으로 작용하지 않았을까 싶다. 만약 이 모든 것을 사실로 받아들이기 어려운 분들도 다음에 이어질 내용들을 본 다면 아직 남아 있는 미련과 의혹을 정리하는 데 도움이 되리라 생각한다. 단, 본론으로 들어가기에 앞서 간단한 기초 지식을 학습할 필요가 있으므로 다음 몇 가지 사항을 짚고 넘어가고자 한다.

염증, 발열, 기침은 해로울까?

일반 대중들은 염증이라고 말하면 단순히 병에 걸렸거나 병이 악화되는 상태로 여기는 듯하다. '위염'이라고 말하면 위에 문제가 생겨 악화되고 있는 상태로 생각하고, '폐렴'이라고 말하면 폐에 문제가 생겨 악화되고 있는 상태로 생각하는 것이 일반적인 질병에 대한 인식인 듯싶다. 물론 이런 생각이 완전히 틀린 것은 아니지만 그렇다고 100% 맞는 것도 아니다. 그럼 의사들은 의과대학을 다닐 때 이 '염증'에 대해 어떻게 배울까? 세계 의과대학 병리학 교과서의 바이블이라 불리는 《로빈스 앤 코트란 병리학(*Robbins & Cortran Pathologic basis of Disease*)》에는 염증에 대해 다음과 같이 기록되어 있다.

염증 반응은 우리 몸이 병원체에 감염된 부위를 확인했을 때 이들을 제거하기 위해 우리 몸의 면역 세포들을 혈관을 통해 필요한 장소로 보내는 반응이다. 비록 일반적으로 의학계에서는 염증 반응을 유해한 것으로 생각하지만, 그것은 사실 생존에 필수적인 반응이다.

염증 반응은 우리로 하여금 원인 물질과 손상된 조직 모두를 제거하게 해주며, 이 일을 직접 수행하는 방어 매개체에는 탐식 작용을 하는 백혈구와 항체 등이 포함된다. 이들의 대부분은 혈액을 통해 순환되고 있어 손상된 부위나, 바이러스와 같은 침입자가 있는 쪽으로 신속히 동원될 수 있다.

염증 반응이 없다면, 우리는 병을 일으키는 물질들을 알아채지 못하게 되고, 상처는 낫지 않으며, 손상된 조직은 영원히 곪은 상처로 남게 될 것이다.[59]

—《로빈스 앤 코트란 병리학》제9판, 범문에듀케이션, 2018, 77쪽

위 내용을 보면 전 세계 의과대학에서는 염증 반응을 우리 몸에 이롭고 유익한 반응, 즉 회복 반응으로 배운다는 것을 알 수 있다. 즉 위염은 위에 생긴 문제를 해결하고, 폐렴은 폐에 생긴 문제를 해결하는 것으로 배우고 있다. 물론 일반인들은 위염과 폐렴이 생긴 원인을 파악하기 어렵고 회복 과정에서 여러 가지 실수를 범할 수 있기 때문에 이런 염증 상태가 항상 정상적인 회복 과정으로 이어지진 않는다. 그래서 그 원인을 파악하고 정상으로 돌아가도록 돕기 위해 병원과 의료인들이 필요한 것이다.

그런데 만약 병원에서 폐에 생긴 염증 반응을 확인하고 이를 억제하려 노력했다면 이것이 회복을 돕는 일일까? 그리고 이런 행위를 치료라고 할 수 있을까? 아마 그렇다고 얘기하기는 어려울 것이다. 염증 반응을 억제하면 일시적으로 환자의 불편감은 가라앉힐

수 있겠지만 정상적으로 이루어지는 회복 반응을 방해한 것이어서 환자의 회복이 지연될 수 있기 때문이다.

그럼 발열은 어떨까? 하버드 메디컬 스쿨에서 발간하고 서울대학교 의과대학 가정의학과 교실에서 감수한 《하버드 메디컬 스쿨 가정의학 가이드(Havard Medical School Family Health Guide)》에는 발열에 대해 다음과 같이 말하고 있다.

발열: 조기 경보 시스템

발열은 체온이 정상 범위인 36~37도* 보다 높은 상태를 일컫는 말이다. 발열은 인체가 병원체와 싸우는 가장 효과적인 방법 중 하나로, 우리 몸이 병원체에 감염되면 병원체와 맞서 싸우는 백혈구가 활성화되어 체온을 조절하는 기관인 시상하부에서 체온을 올리게 하는 물질을 분비하기 때문에 생긴다. 일부 세균들은 높은 체온에서 살 수 없기 때문에 발열은 그 자체로써 세균을 죽이는 역할을 한다. 체온이 올라가면 또한 면역계가 항진되어 대식 세포, 호중구, 림프구 같은 감염과 싸우는 세포의 활동이 증가한다.[60]

—《하버드 메디컬 스쿨 가정의학 가이드》, 하버드 의과대학 지음,

서울대 의과대학 가정의학과 감수, 동아일보사. 2002, 871쪽

● 　책에는 36~37도로 기재되어 있으나 정상 체온 범위는 귀체온계로 36~37.4도로 보는 것이 임상적으로 타당하다고 생각한다.

이와 같이 발열은 우리 몸이 병원체를 빨리 이겨내기 위해 발휘하는 필수적인 면역 반응으로, 감염병에 걸렸을 때 우리 몸은 최선을 다해 체온을 끌어올리려고 노력한다. 그러므로 질병에 걸려 열이 나는 환자의 옷을 벗기거나 해열제를 주어 환자 스스로 올린 체온을 떨어뜨리는 것은 환자의 회복을 방해하는 행위가 되고, 환자가 추위를 느낄 때는 오히려 옷을 입히거나 이불을 덮어주어 밖으로 새어나가는 열을 막아주는 것이 환자의 회복을 돕는 행위가 된다.

그다음은 기침에 대해 알아보자. 대한결핵및호흡기학회에서 발간한《호흡기학》과 세계 내과학 교과서의 바이블로 불리는《해리슨 내과학(Harrison's Principle of Internal Medicine)》에는 다음과 같이 기록되어 있다.

기침이란 정상인에게서도 나타나는 중요한 생리적 방어 기전으로 기도 내로 들어온 이물질이나 과도한 기도 분비물(가래)을 제거하기 위한 갑작스럽고 폭발적인 호기 반응(내뱉는 숨)이다.[61]

—《호흡기학》, 대한결핵및호흡기학회, 2007, 77쪽

기침은 사람의 기도와 폐에 있어 필수적인 방어 기능을 수행한다. 효과적인 기침 반사가 없다면 우리는 기도의 분비물(가래)을 청소하지 못하고, 이에 의한 무기폐˙가 되거나, 호흡기 감염을 일으키기 쉬운 물질을 흡입할 위험 등에 직면하게 된다.[62]

—《해리슨 내과학》, MIP, 2017, 제19판, 243쪽

이처럼 기침은 우리 호흡기로 들어오는 물질이 몸에 해롭다고 판단될 때 이를 다시 내뱉는 현상이며, 동시에 호흡을 통해 들이마신 공기의 흐름을 이물질이 방해할 때 이를 청소하기 위해 일어나는 정상적인 생리 현상이다. 그럼 어떤 사람이 폐렴에 걸려 기침을 할 때 약물로 기침을 억제한다면, 이를 정상적인 치료 행위로 볼 수 있을까? 이 또한 그렇게 말하긴 어려울 것이다. 면역계는 호흡기 질환이 있을 때 호흡기를 보호하려는 본능이 강해지기 때문에 들어오는 공기에 대한 검열이 강화되고, 공기의 흐름을 방해하는 물질에 예민하게 반응한다. 그래서 기침을 통해 회복에 대한 의지를 실천으로 옮기는 것이다. 따라서 그것을 방해하면 당연히 회복은 지연된다.

우리의 면역계는 감염 질환이 있을 때마다 최선을 다해 스스로를 지키기 위한 노력을 기울여왔다. 하지만 어떤 이유인지 의료계는 질병을 이겨내려는 우리 면역계의 노력을 철저히 무시했다. 환자의 불편을 줄여준다는 명목 아래 회복 과정인 염증 반응을 각종 약물로 억제했고, 병원체를 물리치기 위해 환자 스스로 올린 체온까지

● 무기폐(無氣肺)는 분비물에 의해 기관지가 막혀 폐포로 공기가 들어가지 못하여 폐포가 쭈그러드는 상태를 말한다.

낮춰가며 회복을 방해했다. 이러한 의료 행위 때문에 환자들은 가벼운 질환에 걸려도 병원에 가서 치료를 받으면 회복하는 데 어려움을 겪는 안타까운 상황에 처하게 되었다. 그리고 이런 의료의 개입으로 가벼운 질환도 어렵게 이겨낸 환자들은, 도리어 의료인들이 힘겨운 싸움과 질병의 고통으로부터 자신을 구해줬다고 생각하며 더욱더 의료의 필요성을 느껴 가벼운 질환도 의료 서비스에 의지하는 설명하기 어려운 상황에 빠지게 된 것이다.

가만히 놔두면 쉽게 회복될 질병을 의료인의 개입으로 고통스럽게 회복한 환자들이 약물의 방해까지 스스로의 힘으로 극복하며 질병에서 벗어난 후, 의료인에게 감사 인사를 전하며 병원 문을 나서게 된 이런 역설적인 상황을 어떻게 설명해야 할까?

그래도 모든 것을 이겨내고 병원 밖으로 건강하게 나온다면 성공했다고 말할 수 있을지도 모른다. 하지만 다음에 소개하는 환자는 안타깝게도 그런 성공을 맛보지 못하고 제 발로 걸어 들어간 병원에서 일주일 만에 싸늘한 주검이 되어 쓸쓸히 화장터로 향한다.

중국 사망 환자 분석 원인

지난 2월 18일 저명한 의학 저널인 《랜싯(Lancet)》에 이번 코로나19 사망자에 대한 사례 보고서가 실렸다.[63] 보고서의 제목은 '급성 호흡 곤란 증후군이 동반된 코로나19 감염증의 병리학적 소견'이며, 50대 남성 환자가 호흡기 질환으로 선별 진료소를 찾았다가 코로나19 확진 판정을 받고 일주일 만에 사망에 이르게 되는 과정을 보여준다.

이 보고서에는 사망자가 처음 입원 당시부터 사망할 때까지 받은 치료 내역과 투약 내역이 공개되어 중국 의료진이 코로나19 확진자를 어떻게 치료하고 관리했는지 확인할 수 있다. 과연 중국 의료진은 환자의 회복을 돕기 위해 최선을 다했을까? 이 보고서를 통해 우리는 환자가 사망에 이르는 과정에서 담당 의료진이 환자에게 어떤 영향을 끼쳤는지 평가해볼 수 있을 것이라 생각한다.

1월 21일 입원 1일 차

　2020년 1월 21일, 39도의 발열과 오한·기침·피로, 경미한 호흡 장애를 호소한 환자가 중국의 선별 진료소에 내원하여 입원했다. 이 환자는 1월 8~12일까지 우한에 여행을 다녀왔고, 14일부터 가벼운 오한·기침 등의 증상이 있었으며 일주일간 병원을 가지 않고 정상 생활을 했다고 한다. 병원에서는 바로 입원을 시켜 혈액 검사와 엑스레이를 찍었으며 양쪽 폐 영상에 거친 음영이 관찰되어 코로나 검사와 혈액 검사를 진행했다.

　혈액 검사 결과, 백혈구 수치는 정상에 가까웠고, 염증을 나타내는 LDH˙와 CRP˙˙는 정상보다 높아 현재 폐렴이 진행 중임을 확인할 수 있었다. 우리는 앞에서 염증이 회복 반응이라는 것을 배웠으므로 이 환자는 폐에 생긴 문제를 회복하고 있는 것으로 판단할 수 있다. 그리고 의료진의 약물 선택은 면역억제제인 스테로이드(메틸프레드니솔론)와 항생제(목시플록사신)였다. 지금까지 나타난 증상은 발열, 기침, 경미한 호흡 곤란 등인데, 어떤 기준으로 이 같은 약을 투약했는지에 대한 설명은 없다. 아마도 며칠간 지속되는 증

●　　젖산 탈수소 효소(LD, Lactate Dehydrogenase)는 체내 조직 손상의 위치와 원인을 알아내고 이를 모니터링하기 위해 검사하며, LDH는 다양한 원인에 의해 상승하는데 상승 정도는 조직 손상의 범위를 반영한다.

●●　　C반응 단백(CRP, C-Reactive Protein)은 염증의 존재를 확인하고 치료의 효과를 감시하기 위해 검사한다.

상을 억제하기 위해 스테로이드를 사용하고, 2차 세균 감염을 염려하여 항생제를 사용한 것이 아닐까 생각된다. 하지만 환자가 정상 면역 반응을 수행하고, 세균 감염을 의심할 만한 소견이 없는 상황에서 두 가지 약 모두 적절한 처방인지 의문이 든다. 물론 의료진은 폐에서 보이는 거친 음영을 과잉 면역 반응의 징후로 보고 스테로이드를 썼다고 말할 수도 있겠지만, 이는 설득력이 약하다. 왜냐하면 당시에는 발병 초기였고 혈액 검사상 과잉 면역 반응의 증거도 없는 데다 환자의 상태도 위중하지 않았으므로 처음부터 스테로이드를 써서 정상 면역을 억제할 만한 이유가 없었기 때문이다.

더욱이 사스나 메르스 이후에 나온 여러 논문에서 당시 환자들에게 스테로이드를 사용했을 때 병원체의 배출이 지연되어 환자의 회복이 늦추어졌고, 예후 또한 좋지 않았음이 이미 밝혀졌는데, 입원 첫날부터 환자의 정상 면역 과정은 무시한 채 스테로이드와 항생제를 투약한 의료진의 결정에는 아쉬움이 남는다.[64]·[65]

여기서 잠깐 이날 사용한 스테로이드라는 약물에 대해 알아보고 넘어가자. 스테로이드의 작용에 대해서는 세계 의과대학 약리학 교과서의 바이블이라 불리는 《카충 약리학(Katzung Basic & Clinical Pharmacology)》에 잘 기록되어 있는데, 그 내용은 다음과 같다.[66]

스테로이드는 염증 반응을 극적으로 감소시킨다. 면역을 담당하는 백혈구의 농도, 분포 및 기능은 이에 의해 현저히 억제되며, 이는 염증성 사이토카인과 염증 매개 인자들을 억제하기 때문에 생기는 현상이다. 혈액 내 호중구는 증가하나 호중구의 운동성이 떨어지게 되어 결국 염증 부위의 호중구는 감소하게 되며, 림프구, 단핵구, 호산구, 호염기구 등 다른 백혈구들은 모두 감소한다.

스테로이드는 대식 세포의 기능도 현저히 감소시켜 대식 세포가 미생물을 죽이는 능력을 위축시키고 대식 세포의 사이토카인 분비 기능 또한 억제시킨다. 이에 따라 세포성 면역에 중요한 인자인 인터류킨12, 인터페론 감마를 적게 생산하고, 뒤따라오는 면역 반응인 T세포에 의한 면역 또한 억제된다.

스테로이드는 염증 반응 및 발열을 일으키는 프로스타글란딘, 류코트리엔 등의 합성을 저해하여 발열 및 혈관의 확장 등의 면역 반응이 일어나는 것을 막는다. 스테로이드는 대량 투여 시 항체 생산이 억제되고, 면역 반응에 기여하는 보체의 효과 또한 억제된다.

스테로이드는 항염증과 면역 억제의 목적으로 광범위하게 사용되나 심한 유해 작용의 원인이 되기도 한다.

스테로이드는 염증 반응을 가라앉히는 효과와 면역 작용을 억제하는 기능이 뛰어난 약물이다. 염증 반응에 대해 잘 모르는 이들은 '염증 반응을 잘 가라앉히니 효과가 좋은 약이네'라고 생각할 수 있겠지만 염증 반응의 의미를 이해한다면 이 약이 정상적인 면역 작용, 즉 회복 반응을 방해하는 약임을 알 수 있을 것이다. 그래서 스테로이드는 보통 면역 작용이 지나쳐 면역 세포가 정상 세포를 공격하는 자가면역 질환이나, 장기 이식 수술을 받기 전에 환자의 정

상 면역을 억제하기 위해 투약하는 약물이다.[67]

1월 22일 입원 2일 차

1월 22일 입원 2일 차에 코로나19 검사에 확진 결과가 나왔다. 의료진은 환자를 즉각 격리 병동으로 옮겼고 산소마스크를 씌웠으며 인터페론 알파와 칼레트라(에이즈 치료제)를 투여했다. 스테로이드와 항생제는 그대로 이어갔다. 환자에 대한 의료진의 코멘트는 없었다.

2일 차의 특이 사항은 입원 후 환자의 몸 상태에 변화가 없었는데도 코로나19 확진 판정을 받았다는 이유만으로 인터페론 알파와 칼레트라를 추가로 투약하고 산소마스크를 씌웠다는 점이다. 인터페론 알파는 면역을 촉진시키는 사이토카인을 약물로 사용한 것이고, 칼레트라는 에이즈를 치료하는 약물로 항바이러스제이면서도 면역계의 한 축인 T세포에 작용한다. 두 약 모두 면역계의 오작동을 유발할 수 있는데, 증상 변화가 없는 환자에게 이런 약들을 추가하면서 의료진이 아무 설명도 하지 않는다는 것은 이해하기 어렵다. 또한 약물의 추가 외에도 환자를 격리 병동으로 옮기고 산소마스크를 씌워 보충 산소를 공급하기 시작했는데, 이날 환자의 호흡 상태에 대해서는 아무 설명도 없다. 그렇다면 환자는 스스로 호흡이 가능했다는 뜻인데, 의료진은 왜 굳이 산소마스크를 씌웠을까? 앞에서 산소 독성을 설명하며 정상적인 사람도 기계 호흡을 통해 과량의 산소를 마실 경우 심각한 폐 손상을 입을 수 있다고 말했는데, 코로나19 확진 판정을 받았다는 이유로 스스로 호흡이 가능한 환자에게 산소마스크를 씌워 다량의 산소를 공급한다는 것은 상식적으로 이해되지 않는다.

이날 의료진이 투약한 인터페론은 우리 몸에 질병이 생겼을 때 초기 면역 반응에 작용하는 신호 전달 물질(사이토카인)이자, 인체에 약물로 사용된 최초의 사이토카인이며, 인터류킨1, 인터류킨6, TNF-a와 함께 초기 면역 반응에서 중요한 역할을 담당하는 발열을 일으키는 사이토카인이다.[68] 중국 의료진은 코로나 검사 후 확진을 받은 환자에게 이 약을 바로 투약했으니 인터페론 알파에 대해 좀 더 자세히 알아볼 필요가 있다.

원래 인터페론 알파는 B형, C형 간염을 일으키는 바이러스의 항바이러스제로 사용되기도 하고, 백혈병, 흑색종, 카포시 육종 등 암 치료에도 사용되고 있는데,[69] 이 약은 바이러스가 우리 세포 안으로 들어가 유전자를 복제, 성숙 및 재분비되는 것을 억제하여 바이러스의 활동을 방해하기도 하고, 우리 몸의 항체 생성과 대식 세포의 작용을 활성화하며, 바이러스에 감염된 세포를 탈락시키는 세포독성 T세포의 작용도 조절하게 된다. 단, 이 약을 쓰면 면역 작용이 활발해지므로 발열, 오한, 근육통, 관절통 등 인플루엔자 유사 증상 또는 면역계가 과항진되는 사이토카인 폭풍 증상[70]이 나타날 수 있으며 이런 경우 자가 항체를 생산하여 자가면역 질환을 유발할 수도 있는 치명적인 단점이 있다.[71]

여기서 마지막 내용이 중요한데, 인터페론을 약물로 주입하면 인위적으로 사이토카인 폭풍이 발생하면서 면역 세포가 지나치게 흥분하여 정상 세포를 공격하는 자가면역 질환이 유발될 수 있으며, 이런 일이 폐에서 생기면 확산성 폐포 손상과 급성 호흡 곤란 증후군도 일어날 수 있다. 한 예로 일본 후생성에서는 지난 2004년 인터페론을 약물로 사용한 223명의 C형 간염 환자 중 22명이 확산성 폐포 손상을 동반한 간질성 폐렴으로 사망했다고 공식 보고를 했는데, 우리나라의 의학신문에 보도되기도 했다.[72)·73)]

칼레트라(lopinavir/ritonavir)도 이번 코로나 사태 초기에 많이 사용된 약물인데, 후천성 면역 결핍증(AIDS)을 일으키는 인간 면역 결핍 바이러스(HIV)가 우리 몸 안에서 정상적으로 성장하는 것을 억제한다. 사람이 이 바이러스에 감염된 후 면역력이 떨어지는 이유는 이 바이러스에 감염되는 세포가 사람의 면역을 담당하는 식세포들과 T세포이기 때문이다. 감염 초기엔 별문제 없지만 시간이 지나면서 바이러스에 감염된 T세포의 수가 줄어들어 이 세포가 담당하는 면역 작용이 일어나지 않게 되는 것이 이 질병의 특징으로 알려져 있다.

그런데 칼레트라가 바이러스에 감염된 T세포에 작용하다 보니 이 약을 복용했을 때 T세포에 예측하기 어려운 변화가 생기고 면역계가 오작동을 일으킬 수 있다는 단점이 있다.[74)] 이러한 면역계의 장애는 복용 즉시 나타날 수도 있지만 한참 뒤에도 일어날 수 있어 환자가 이런 사실을 모르는 상태에서 이 약을 투약하는 것은 위험하다. 코로나19 사태 초기에는 치료제로 사용했으나 현재는 치료 효과에 대한 근거가 부족하다는 이유로 코로나19 치료 약제에서 제외되었다.

1월 23일 입원 3일 차

입원 3일 차에 환자의 호흡 곤란과 저산소혈증이 나타났고, 의료진은 폐의 염증을 약화시키기 위해 고용량의 스테로이드를 정맥을 통해 투여했다. 약물 투여 후 체온이 39도에서 36도로 떨어졌으나 기침, 호흡 곤란 및 피로는 개선되지 않았다. 엑스레이상 양쪽 폐에서 확산된 간유리 음영(GGO)°이 관찰되었다.

이날의 특이 사항은, 의료진이 고용량의 스테로이드를 투여하여 환자의 면역 반응을 강하게 억제한 결과, 폐의 염증이 약화되고 체온이 36도로 떨어졌다는 것이다. 이번에도 의료진의 투약에 문제점이 관찰되는데, 이날 환자의 떨어지지 않는 발열과 폐에서 일어나는 강한 염증 반응은 의료진이 전날 투약한 인터페론이 면역 반응을 촉진시켜 발생한 것으로 볼 수 있다. 하지만 의료진은 하루 전에는 인터페론으로 강한 면역 반응을 유발해놓고, 이날은 인터페론을 중단하지 않은 채 대용량 스테로이드로 다시 환자의 면역 반응을

● 간유리 음영(ground glass opacity)은 확산성 폐포 손상이 있는 사람의 폐를 영상으로 찍었을 때 사진에 나타나는 영상 소견이며, 확산성 폐포 손상과 같은 의미로 이해할 수 있다.

강력히 억제했다.

그러고는 폐렴에 의해 환자의 호흡 곤란과 심한 저산소혈증이 고용량 스테로이드를 투여한 이유라고 설명했다. 이것이 사실일까? 나는 환자의 호흡 곤란과 저산소혈증은 산소마스크에 의한 산소 독성과 인터페론에 의해 유발된 과잉 면역 반응으로 폐가 손상되었기 때문이라는 의심을 지울 수가 없다. 더 놀라운 사실은 의료진이 양쪽 폐에서 확산성 폐포 손상의 영상 소견인 간유리 음영이 관찰되는 것을 확인했다는 점이다. 즉 스테로이드와 인터페론 그리고 칼레트라를 투약한 후 환자의 폐가 악화되고 있다는 것을 확인하고도 무리한 투약을 이어갔다는 얘기다. 이것이 무얼 의미하는 것일까? 의료진의 투약과 치료가 환자의 회복을 돕기 위한 행동이라고 생각할 수 있을까?

이날 환자의 기침이 지속되고 있는 것도 중요한데, 앞에서 설명했듯이 기침은 호흡기 내부에 이물질을 배출하기 위해 일어나는 생리적인 현상이다. 의료진이 영상을 통해 폐포의 손상을 확인한 것으로 미루어볼 때 환자의 폐는 폐포 손상으로 인해 이물질이 쌓여가고 있으며, 이를 청소하기 위한 기침이 지속되고 있음을 알 수 있다. 하지만 의료진은 자신들이 인터페론과 산소를 이용하여 폐의 손상을 일으키고도 환자의 기침이 멈추지 않는다고 말하고 있으니 도무지 이해할 수 없는 반응이다. 이들은 정말 자신들이 투약한 약물 때문에 이런 현상이 일어나고 있다는 것을 몰랐을까?

이날은 두 번째 혈액 검사를 시행했는데 여러 가지 검사 지표 중

프로칼시토닌[●]과 인터류킨6[●●]이 중요하다. 프로칼시토닌 검사[75]는 면역 기능이 저하된 사람의 혈액에서 세균 감염이 발생하는 패혈증의 유무를 확인하는데,[76] 이날 정상 범위로 검출되었다. 인터류킨6 검사는 패혈증뿐만 아니라 자가면역 질환까지 확인하는데, 이날은 정상 범위보다 높게 검출되었다. 이는 아마도 전날 투여한 인터페론의 영향을 받아 활성화된 면역 세포들이 인터류킨6을 다량 분비했기 때문이라고 판단된다.[77]

이 두 가지 검사 수치를 함께 보면 중요한 사실을 알 수 있다. 만약 두 검사 모두 정상 범위를 넘어서면 의료진은 세균 감염에 의한 패혈증을 의심하고, 프로칼시토닌은 정상이고 인터류킨6이 초과한다면 패혈증은 제외하고 자가면역 질환을 의심한다. 그런데 이 환자의 검사 수치는 프로칼시토닌은 정상이고, 인터류킨6은 초과하여 자가면역 질환으로 진행되는 것을 확인할 수 있다.

이때 의료진은 환자가 사망했을 경우 사망 원인을 면역계의 과잉 반응, 즉 사이토카인 폭풍에 의한 자가면역 반응으로 결론지을 수 있다. 과연 의료진은 나중에 이 환자의 사망 원인을 어떻게 얘기할까? 안타까운 것은 입원한 지 3일 이후부터 환자의 상태가 회

● 　　프로칼시토닌(Procalcitonin)은 위독한 사람의 패혈증을 진단할 때 세균성 감염을 비세균성 감염과 구분하기 위해 검사한다.

● 　　인터류킨6(Interleukin 6)은 면역 반응에서 작용하는 사이토카인의 일종으로 세균 및 바이러스 감염, 염증, 외상을 입었을 때 급격히 증가하고, 류머티즘성 관절염 및 자가면역 질환에서 높은 혈청 농도를 보인다.

복과는 점점 멀어지면서 돌이킬 수 없는 상태에 다다르고 있다는 점이다.

1월 24일 입원 4일 차

4일 차에 대한 의료진의 특별한 소견은 없다. 단, 동일한 약물을 투약하면서 전날 했던 혈액 검사를 한 번 더 시행했는데, 이날의 혈액 검사는 다음 날에 있을 변화를 예측하는 지표가 되므로 의미가 크다. 검사 항목 중 프로칼시토닌은 정상 범위로 세균 감염은 없다. 하지만 자가면역 질환을 나타내는 지표인 인터류킨6은 전날보다 두 배 증가했다. 인터류킨6은 약물로 투여한 인터페론에 자극받은 면역 세포들이 분비하는 것이어서, 자가면역 질환을 방지하려면 인터페론 사용을 중단해야 할 것 같은데 어찌 된 일인지 의료진은 그럴 의지가 없어 보인다. 또한 혈액 검사에 백혈구 수치, 그중에서 특별히 호중구가 증가했는데, 호중구의 증가는 스테로이드를 다량으로 투약했을 때 일어날 수 있다.

이렇게 증가한 호중구를 인터페론으로 자극하면 인터류킨6이 다량으로 분비되고, 과잉 분비된 인터류킨6이 바이러스에 감염된 세포들을 공격하는 T세포를 강하게 자극하면 T세포가 흥분하여 정상 세포까지 공격하는데 의료계에서는 이를 사이토카인 폭풍에 의한 자가면역 반응이라고 주장한다.

약물로 투여된 스테로이드는 정상 면역은 차단한 채 인터류킨6을 분비하는 호중구의 수를 증가시켰고, 역시 약물로 투여된 인터페론 알파는 인터류킨6을 더 많이 분비하도록 호중구를 자극했으며, 이렇게 과량 분비된 인터류킨6 때문에 지나치게 흥분한 T세포가 정상적인 폐포까지 터뜨리는 사고를 일으켰으니 이것은 실로 스테로이드와 인터페론 두 약물을 투약해 인위적으로 발생시킨 사이토카인 폭풍이라고도 볼 수 있지 않을까?

물론 의료진은 이렇게 말할 수도 있다. 인터페론 투여 후 과잉 면역 반응이 염려되어 인터류킨6 검사를 했는데 역시나 정상 수치보다 높이 나왔고, 이렇게 유발된 과잉 면역 반응을 억제하기 위해 고용량의 스테로이드를 투여했다고 말이다. 하지만 여러 논문에서 인터페론이 약물에 의한 간질성 폐렴의 원인으로 지목되고, 실제로도 인터페론 투여 후 인터류킨6의 분비량이 많아졌다면 스테로이드를 다량 투여하기 전에 먼저 인터페론의 투약부터 중지했어야 이치에 맞지 않을까?

앞에서 간질성 폐렴을 설명하며 현재까지 이 질병의 원인은 명확하지 않으나 그나마 밝혀진 원인은 450여 종의 다양한 약물이고, 인터페론은 그중 하나라고 했다. 만약 간질성 폐렴이 약물 때문에 생겼다면 이를 치료하기 위해 가장 먼저 해야 할 일은 무엇일까? 그것은 바로 원인 약물인 인터페론 사용을 중단하는 것이다.[78] 그런데 의료진은 환자의 상태가 악화되는 것을 보고도 인터페론은 유지한 채, 인터류킨6이 증가하는지를 확인했다. 혹시 이들의 목표가 환자의 회복이 아니라 인터류킨6의 과량 분비로 유발되는 사이토카인 폭풍과 그로 인한 자가면역 질환의 유도였다고 생각하면 지나친 상상일까? 그것이 아니라면 환자의 증상이 악화되는 것을 확인하고도 왜 이렇게 약을 썼을까?

만약 이날 의료진이 인터페론 사용을 중단하여 과잉 면역 반응의 유발을 멈추고 스테로이드만 단독으로 사용하여 흥분한 면역계를 진정시키려 노력했다면 의료진이 환자를 살리기 위해 최선을 다했다고 인정할 수도 있을 것 같다. 그리고 환자의 예후도 달라졌으리라 생각한다.[79] 하지만 의료진은 인터페론을 중단하지 않고 스테로이드를 대량 투여했다. 그리고 환자는 돌아올 수 없는 다리를 건너고 말았다.

1월 25일 입원 5일 차

상태가 악화된 환자는 중환자실로 옮겨졌고 양쪽 폐에는 진행성 침윤과 확산성 격자 모양의 음영이 관찰되어 폐포의 손상이 심해졌음을 알 수 있다. 환자는 중환자실에서 인공호흡기를 반복적으로 거부했으며, 의료진은 보충 산소 요법을 산소마스크에서 튜브 형태의 비강 캐뉼라 요법으로 교체했다.

이날의 특이 사항은 환자의 폐가 눈에 띄게 나빠졌다는 것과, 기계 호흡 장치를 분당 6L의 산소를 공급하는 산소마스크에서 분당 2L의 산소를 공급하는 비강 캐뉼라로 바꿔 산소 공급량을 줄였다는 것이다. 논문에서는 그 이유가 중환자실이 좁고 환자가 폐소 공포증이 있어 산소마스크를 거부했기 때문이라고 했는데, 이것은 이해하기 어렵다. 폐에 물이 차 숨을 못 쉬고 헐떡거리는 환자가 병실을 좁은 곳으로 바꿨다고 4일간 별 탈 없이 쓰고 있던 산소마스크를 벗겨달라고 했다면 그것은 삶을 포기했다는 얘기인데, 그 말을 어떻게 믿을 수 있을까? 환자가 인공호흡기를 거부한 것은 폐소 공포증 때문이 아니라 더 이상 과량의 산소를 받아들일 수 없을 만큼 폐가 손상되어 산소마스크로는 숨을 쉴 수 없는 상태가 되었기 때문이라고 보는 것이 옳을 듯싶다.

1월 26일 입원 6일 차

환자의 증상은 여전히 개선되지 않았지만 산소 포화도는 95% 이상으로 유지되었다.

특이 사항은 비강 캐뉼라로 바꾼 뒤 산소 포화도가 올라간 것 이외에는 없다. 입원 초기부터 산소마스크로 과량의 산소를 공급하기보다 환자의 호흡을 관찰해가며 비강 캐뉼라로 적정량의 산소를 공급했다면 지금보다 훨씬 예후가 좋지 않았을까? 의료진이 자가호흡이 가능한 환자에게 처음부터 산소마스크를 씌운 것은 지금도 이해할 수 없는 부분이다.

1월 27일 입원 7일 차

오후에 저산소혈증과 호흡 곤란이 악화되었다. 고유량(高流量) 비강 캐뉼라 산소 요법을 받는데도 산소 포화도 값은 60%로 감소했다. 환자는 갑자기 심장마비를 일으켰으며 즉시 기도 삽관과 CPR, 아드레날린 주사 등 응급 처치를 했지만 불행히도 18시 31분 사망했다.

고유량의 비강 캐뉼라를 적용했음에도 산소 포화도가 극심하게 떨어진 것으로 볼 때 환자의 폐는 이미 산소를 받아들일 수 없는 상태가 되었을 것으로 판단된다.

환자는 이렇게 입원한 지 7일 만에 제 발로 걸어 들어갔던 병원에서 외롭게 생을 마감했다. 의료진의 치료에 대한 총평을 하기 전에 사체의 부검 결과를 한번 살펴보자.

부검 소견

환자 사망 후 부검 소견은 어땠을까? 의료진은 환자의 사망 직후 조직 샘플을 환자의 폐, 간, 심장 조직에서 채취했으며, 폐의 부검 결과 파괴된 폐포 조각들과 삼출물이 관찰되는 확산성 폐포 손상을 확인했다. 또한 말초 T세포의 수는 감소했지만 그 상태는 지나치게 흥분된 것을 확인할 수 있었고, 과활성화된 T세포가 정상적인 폐포까지 파괴하여 일으킨 폐포의 손상이 사망의 직접적인 원인으로 판단했다. 의료진은 이런 전체적인 부검 소견이 사스 및 메르스, 코로나바이러스 사망 환자에서 관찰된 특징과 매우 유사하다고 판단하여 환자의 사망 원인을 코로나19 바이러스에 의한 폐 손상으로 결론지었다.

논문 총평

예상대로 의료진은 코로나19 바이러스에 과민 반응을 보인 환자의 T세포가 폐 손상을 일으켜 호흡 곤란과 저산소증이 잇따라 발생하여 사망한 것으로 결론을 내렸다.

하지만 의료진의 치료 과정을 하나하나 따져보면 환자의 사망이 안타까울 뿐이다. 환자는 병원에 제 발로 걸어서 들어왔고 입원 당시의 호흡 상태는 기계 호흡이 필요하지 않았다. 환자가 보였던 증상인 발열과 기침 그리고 폐에서 관찰된 염증 소견은 모두 회복을 위해 당연히 겪어야 할 과정이었음에도 불구하고 의료진은 이러한 증상들을 처음부터 끝까지 억제하려고만 했다. 그리고 환자는 사스와 메르스 사태 당시 사망자들이 겪었던 과정을 똑같이 겪으며 결국 소중한 생명을 잃었다.

환자를 치료하겠다는 명목으로 의료진이 사용한 약물들은 과거 사스와 메르스 때도 똑같이 사용했는데, 혹시 그때도 같은 방법으로 사망 사고를 일으켰던 것은 아닐까? 환자의 면역 세포가 정상적인 폐포를 터뜨릴 정도로 지나친 활동을 하게 된 직접 원인은 과잉 분비된 인터류킨6이 T세포를 자극했기 때문이었다. 그래서 언론과 방송에서 사이토카인 폭풍과 자가면역 질환을 언급했던 것이며, 그 사이토카인 폭풍의 주인공이 바로 인터류킨6이었던 것이다.

그런데 이 보고서에 따르면, 인터류킨6은 의료진이 인터페론을 투약한 후에 과잉 분비되기 시작했고, 의료진도 인터페론을 투약한 후부터 인터류킨6 검사를 시작했다. 이는 의료진이 인터페론을 투여하면 인터류킨6이 과잉 분비된다는 사실을 알고 있었다는 얘기가 된다. 그리고 인터류킨6은 다량의 스테로이드를 투여한 뒤 호중구가 증가하면서 다시 한번 폭발적으로 증가했다. 환자의 사망 원인이 인터류킨6의 과잉 분비로 인해 자극받은 T세포의 과잉 면역 반응이라면 인터류킨6의 과잉 분비를 유발한 두 약물, 인터페론과 스테로이드가 환자의 직접 사인이 되어야 하는 것 아닐까? 이 정도면 우리는 환자가 어떻게 사망에 이르게 되었는지, 직접적인 사망 원인을 이해할 수 있지 않을까?

바이러스는 숙주가 사망하면 함께 소멸된다. 이 때문에 바이러스는 숙주가 사망하는 것을 원하지 않으며, 숙주가 사망에 이를 정도로 숙주의 세포를 직접 파괴하는 일은 쉽게 일어나지 않는다. 특히 코로나바이러스와 같은 가벼운 감기 바이러스는 정상 면역을 제대로 수행할 수 있도록 환자를 돕기만 해도, 아니 환자의 면역 작용을 방해하지만 않아도 우리 몸의 면역 세포들에 의해 언제든지 쉽게 극복된다. 그런데 중국의 의료진은 처음부터 끝까지 환자의 정상 면역은 철저히 무시한 채 환자의 증상을 가라앉힐 목적으로 효과가 검증되지 않은 약물을 지속적으로 투여했고 결국 면역계의 비정상적인 반응을 유도해냈다.

심지어 그 과정에서 환자의 폐 영상과 혈액 검사 결과가 부정적으로 나타나는 것을 확인하고도 치료 방법에 변화를 주지 않았으며, 환자의 폐를 사스 및 메르스 사망 환자와 같은 형태로 만들어 놓고 제2의 사스가 나타났다고 발표한 것이다. 이는 환자를 치료한 것이 아니라 사스와 메르스 때 사망 사고를 일으켰던 약물을 그대로 사용하여 당시 사망자가 보였던 확산성 폐포 손상을 재현한 것으로도 의심할 수 있을 것 같다. 도대체 그들은 무슨 속셈으로 가벼운 폐렴 증상을 가지고 걸어 들어갔던 환자를 입원한 지 일주일 만에 사망에 이르게 했을까?

그런데 나를 더 놀라게 한 것은 우리나라를 포함한 다른 나라들의 상황이었다. 우연의 일치일 수도 있겠지만, 이 보고서가 발표된 시점으로부터 정확히 일주일 후부터 우리나라는 정신과 병동의 사망자들 이외의 일반 환자들이 사망하기 시작했고, 같은 시점으로부터 5일 후 이탈리아에서 사망자가 나왔고 10일 뒤인 3월 초부터는 사망자의 증가 속도가 급격히 빨라졌다. 그리고 스페인과 프랑스, 독일과 영국 등에서도 사망자가 나오기 시작했다.

물론 전 세계 모든 국가에서 이 논문에 소개된 것과 똑같은 약물을 사용하여 사망자가 늘어난 것인지는 확인할 수 없었다. 다만 우리나라도, 유럽에서도 코로나19에 대한 치료약이 없어 증상을 억제하는 대증요법 위주로 환자들을 치료했다는 것과, 모든 나라에서 주로 노인의 기저 질환자들 가운데 사망자가 발생했다는 것도 확인할 수 있었다.

그렇다면 중국에서 발표한 이 논문을 어떻게 이해해야 할까? 중국에서 제2의 사스가 발병했다는 것을 증명하기 위해 2002년 발생한 사스의 사망자에게서 관찰되었던 확산성 폐포 손상과 똑같은 형태의 부검 소견을 만들어낼 수 있는 '약물 사용 설명서'를 개발하고 이를 모범 답안으로 전 세계에 공개한 것은 아닐까? 그래서 우리나라를 포함한 전 세계에서 똑같은 부검 소견을 만들어내도록 유도하여 코로나19가 전 세계적으로 유행하고 있다고 주장할 근거를 만들어주었다고 생각하면 나의 지나친 상상일까? 그렇지 않다면 어떻게 이 논문이 발표된 후 기다렸다는 듯 정확히 일주일 후부터 전 세계에서 똑같은 부검 소견을 가진 사망자가 나올 수 있을까?

스페인 독감도 혹시 약물 사고가 아니었을까?

　20세기의 인플루엔자 대유행 중에서 가장 피해가 컸던 사례 중 하나가 제1차 세계대전이 끝날 무렵 닥쳤던 스페인 독감(H1N1)일 것이다. 스페인 독감은 1918년 3월 미국에서 처음 발생하여 수개월 사이 전 세계로 빠르게 전파되었으며, 1918년 봄 제1차 세계대전 참전을 위해 유럽으로 향하던 수많은 미국 군인들이 이 때문에 사망했다. 유럽에서의 초기 유행은 1918년 5월 전쟁에 참여하지 않았던 마드리드에서 보고되었는데, 이 때문에 '스페인 독감'이라는 오명이 붙었다고 한다.

　미국에서만 67만 5000명이 사망했고 불과 10개월 만에 세계적으로 약 5000만 명이 사망했다고 하니 당시 사람들이 얼마나 공포를 느꼈을지 짐작이 간다. 그런데 이 스페인 독감은 여느 인플루엔자 대유행과 다른 특징이 있는데, 바로 20~40대의 성인에게서 높은 사망률을 보여주었다는 점이다. 특히 미국에서는 25~29세 젊은이들의 인플루엔자 사망률이 3%나 나타났다고 하니 보통 계절 인플루엔자에서는 사망자의 대부분이 노인에게서 발생하는 것과 뚜렷하게 대비된다. 그리고 얼마 전까지도 스페인 독감에서 젊은 성인 층의 피해가 컸던 이유는 수수께끼로 남아 있었다.[80]

그런데 2009년에 이 수수께끼를 푼 논문이 나온다. 아스피린이 라이 증후군과 관련이 있다고 발표한 최초 논문의 저자 중 한 명인 카렌 M. 스타코(Karen M. Starko) 박사는 당시 해열제로 사용된 아스피린의 과다 복용이 이들의 사망과 관련이 있음을 밝히는 논문을 발표했다.[81] 당시 초기 사망자들을 부검한 결과, 그들의 폐는 마치 익사한 것처럼 물이 차 있었다고 했는데, 이는 사스, 메르스, 코로나19에서 언급되는 증상과 유사하다. 심지어는 사체를 부검한 부검의의 소견도 코로나 사태 초기 기사에 나왔던 사망자의 부검 소견과 내용이 유사한데, 당시 젊은 군인 사망자를 부검했던 군의관 웰치 대령은 "이것은 새로운 종류의 감염 또는 전염병이다. 마치 익사한 폐와 같으며 내가 지금까지 봐오던 폐렴과는 전혀 다르다"고 말했다. 젊은 군인은 호흡 곤란을 호소하며 입원한 지 4일 만에 사망했으며, 폐에는 거품이 많고 피 섞인 액체가 차 있었다고 한다. 당시에는 사인을 결론짓지 못하다가 1960년대가 되어서야 과학자들은 아스피린이 갖고 있는 약물의 특성 때문에 이 약을 과다 복용하면 이 같은 증상이 생긴다는 것을 확인했다.

그럼 당시 젊은 사람들은 왜 아스피린을 과다 복용하게 되었을까? 그 이유가 놀라운데, 당시 아스피린을 생산하던 독일의 '바이엘'사는 스페인 독감이 유행하기 직전인 1917년 2월 특허 기간 만료로 아스피린 제조에 대한 특허권을 잃게 된다. 이게 무슨 말인가

하면 지금도 어떤 제약 회사에서 신약을 개발해 시판하면 최소한 5년에서 10년까지는 특허권을 가지고 이 약에 대해 독점적인 제조권 및 판매권을 유지하게 되고, 다른 회사에서 복제약을 만드는 것을 금지하여 신약 개발에 투자한 비용과 이익을 보장해준다. 그런데 당시 유일한 해열제였던 아스피린의 특허가 1917년 2월에 풀려 스페인 독감 당시 바이엘은 해열제 시장을 독점하지 못하고 다른 회사들과 이익을 나눠야 했던 것이다. 그러자 바이엘은 아스피린 판매량을 늘리기 위해 《미국 의학협회 저널(JAMA, *Journal of the American Medical Association*)》의 도움을 받아 아스피린 복용량을 늘리면 효과가 더 좋다고 홍보하며 아스피린의 복용 간격을 여섯 시간에서 세 시간으로 좁힐 것을 권고했는데, 이는 오늘날 안전하다고 허용되는 1일 복용량의 두 배에 해당하는 용량이었다. 당시에는 약물 독성에 대한 경고나 사용에 대한 지침도 없었기 때문에 가능한 일이었으리라 생각한다.

발열에 대한 공포와 빨리 회복하고 싶어 하던 젊은 환자들은 그 권고를 따라 아스피린의 복용 간격을 좁혔다. 실제로 아스피린은 약물 특성상 약을 복용하면 성분이 우리 몸에서 빠져나가는 데 시간이 오래 걸리는 약물인데, 그때는 이 사실을 몰랐던 것이다. 한참 후에 실험을 해보니 복용량을 두 배로 늘렸을 때 몸에 축적되는 아스피린의 양이 금방 네 배가 된다는 결과를 얻었고, 이렇게 체내에 축적된 아스피린의 부작용이 알려지게 되었으며 그 뒤로 스페인 독감의 젊은 사망자들이 아스피린의 독성 때문에 사망했다는 보고가

나온 것이다.[82)]

　참으로 안타까운 일이다. 사람들은 아스피린 부작용으로 1918년에 사망했는데, 그 부작용에 대한 논문은 1960년이 되어서야 나왔고, 아스피린의 부작용과 스페인 독감의 사망을 연관 지은 논문은 2009년이 되어서야 발표되었다. 당시 사망자들의 손자들이라도 이 논문을 확인할 수 있을까? 죽은 자는 말이 없는데 이런 논문이 무슨 의미가 있을까?

　물론 스페인 독감의 사망자들이 모두 이렇게 사망했다는 의미는 전혀 아니다. 인플루엔자에 이은 2차 감염과 전쟁으로 사망한 사람들도 많았을 것이다. 지금도 WHO의 통계가 부정확한 것을 보면 당시 사망자들의 통계도 신뢰할 만한 수준은 아니었으리라 생각한다.

　그런데 혹시 이런 약물에 의한 사망 사고가 코로나19로 혼란을 겪는 오늘날에도 일어나고 있지는 않은지 한 번쯤 살펴봐야 하지 않을까? 사람들이 사망한 후에 사인을 확인한다는 것이 얼마나 의미 없는 일인지 우리는 스페인 독감을 통한 경험으로 이미 알고 있으니 말이다.

제3장

무증상 감염자는
왜 이렇게 많을까?

인류는 이번 전염병 사태를 통해, 하나도 아프지 않은 환자들이 있다는 것을 알게 되었다. 물론 하나도 안 아프다는 것은 병에 걸리지 않았다는 뜻이다. 아프지도 않은 사람들이 왜 환자와 같은 처우를 받아들여야 할까? 이번 장에서는 무증상 감염자의 의미와 무증상 감염자가 정말 병을 옮기는 위험한 숙주인지를 알아보고, 이렇게 많은 무증상 감염자를 양산하는 코로나19 검사법에 대해 확인해본다.

무증상 감염의 오해와 진실

이번 코로나19 사태를 단적으로 표현할 수 있는 상징적인 단어 하나를 고르라면 나는 주저 없이 '무증상 감염자'를 꼽을 것이다. 물론 '사회적 거리 두기'라는 용어도 놀라운 표현이지만, '무증상 감염자'라는 단어에 비하면 무게감이 떨어진다. 그도 그럴 것이, '무증상 감염자'라는 용어는 원래 세상에 존재하지 않았던, 새로 만들어진 단어이기 때문이다. 물론 내 지식이 짧아 몰랐을 수도 있겠지만, 병리학이나 감염학 교과서에 '무증상 감염'이라는 용어는 있어도 '무증상 감염자'라는 용어는 찾을 수가 없다.

 왜 이런 용어가 없을까? 그 이유는 우리 모두, 그러니까 전 세계 모든 인구가 단 한 명도 예외 없이 어머니의 배 속을 벗어나는 그 순간부터 이미 무증상 감염자이기 때문이다. 우리는 모체의 태중을 떠나 바깥세상을 맞이하는 그 순간 이미 미생물에 감염되고, 어머니의 젖을 물고 허기를 달래는 순간에도 미생물에 감염된다. 이렇게 자라 성인이 되면 우리 몸속에는 이미 39조 개의 세균과 380조 개의 바이러스가 공존하는데, 성인의 몸을 구성하는 세포의 수가 대략 30조 개 정도라고 하니 어찌 보면 우리는 세균과 바이러스의 바다에서 살고 있는지도 모른다. 어디 그뿐일까? 우리가 숨 쉬며 살아가는 주변 어디에나 미생물들은 살고 있다. 우리가 발 딛고 있는 바닥, 우리가 먹는 음식, 우리가 덮고 자는 이불까지 모두 미생물들의 세상이다. 우리의 피부, 입 안, 콧속에도 그들이 자리 잡고 있다. 미생물들은 우리 몸에서 삶의 터전을 얻는 대신, 자신이 살고 있는 지역의 안전을 담당하고 우리가 먹은 음식의 소화를 돕는 등 나름 자릿세도 지불해가며 평화로운 공존과 공생의 관계를 유지하고 있다.

그런데 그 누구라도 여태까지 단 한 번이라도 이런 우리를 '무증상 감염자'라고 부른 적이 있었던가? 나와 함께 살고 있는 가족, 내 이웃, 학교 친구와 직장 동료들이 혹시 내게 병균을 옮길까 봐 피한 적이 있었던가? 아마 그렇지 않았을 것이다. 우리 몸에 살고 있는 미생물들이 우리 삶의 동반자이듯 가족과 이웃, 친구와 동료들 역시 삶의 동반자로 기쁨과 슬픔을 함께 나누며 살아왔다.

하지만 지금은 어떤가? 우리는 주변의 익숙한 환경과 친한 친구, 동료들까지, 심지어는 하루를 열심히 보내고 가정으로 돌아온 가족들까지 '혹시 내게 몹쓸 병을 옮기지는 않을까?' 하고 의심의 눈초리로 쳐다보며 사회적 거리 2미터보다 훨씬 더 먼 마음의 거리를 두게 되었다. 심지어 혹시 내가 무증상 감염자가 아닐까 스스로를 의심하며 상대가 나를 피하기 전에 내가 먼저 피해버리는 처량한 신세까지도 기꺼이 받아들이게 되었다.

이렇듯 세상에 없던 단어인 '무증상 감염자'라는 말은 우리에게 사방 2미터짜리 창살 없는 감옥을 선물했고, 주변의 사랑하는 사람들을 잠재적인 가해자로 만들어 내 곁에서 떠나도록 강요했다. 이 때문에 나는 아무 연고 없이 누군가에 의해 만들어진 '무증상 감염자'를 이번 코로나19 사태에서 가장 충격적인 단어로 꼽는 데 주저하지 않는 것이다.

무증상 감염자도 전염병 환자일까?

질병관리청은 코로나19 사태가 진행되는 내내 환자 중에 무증상 감염자가 많아 질병의 진단도 어렵고, 확산도 막기 어렵다고 말해왔다. 하지만 정작 무증상 감염이 무엇을 의미하는지에 대한 설명은 충분하지 않았던 것 같다. 그러다 보니 많은 사람들이 이 용어를 자의적으로 해석했고, 심지어 이 질병은 아무 증상 없이 길을 가다 갑자기 쓰러져 죽을 수도 있는 무서운 병이라는 만화 같은 상상을 하는 이도 있었다. 물론 대부분의 사람들은 이 용어를 '질병에 걸려도 아무 증상이 나타나지 않는 것' 정도로 이해하고 있으리라 생각한다.

하지만 이런 생각도 100% 맞는 것으로 볼 수는 없는데, '감염'과 '질병'은 엄연히 다른 개념이기 때문이다. 즉 '무증상 감염'과 '무증상 질병'은 다른 개념이라는 뜻인데, 이를 이해하기 위해서는 '감염'과 '질병'의 차이를 먼저 이해해야 한다.

'감염과 질병의 차이'에 대한 내용은 전 세계 감염학 교과서의 바이블이라 불리는 《멘델 앤드 더글러스 감염학(*Mandell, Duglas and Bennett's principles and practice of infectious disease)*》에 잘 나와 있어 잠깐 소개할까 한다.

전염병의 역학[*] 연구를 위해서는 감염과 질병을 모두 고려하는 것이 중요하다.

감염은 잠재적인 병원체와 그 병원체에 대한 감수성이 있는 사람 숙주가 만나면서 발생하는 사건이다. 질병은 감염에 의해 발생할 수 있는 결과 중 하나이며, 감염이 질병으로 발전하는 것은 병원체와 숙주 두 요인 모두와 연관이 있다.

대부분의 의사들은 기본적으로 질병에만 관심이 있는 반면에 역학자들은 감염과 질병 모두에 관심을 가지고 있다. 왜냐하면 많은 병원체들이 질병이 일어나지 않는 감염을 일으키기 때문에 질병에 대한 연구만으로는 지역 사회 특정 전염병의 역학에 대한 오해를 할 수 있기 때문이다.[83]

이 글은 지역 사회 전염병의 역학에 대한 우리의 오해를 지적하고 있다. 감염과 질병은 엄연히 다른 개념으로, 감염된 병원체와 숙주가 어떤 관계를 형성하느냐에 따라 질병이 되거나 그렇지 않을

● 역학(疫學, epidemiology) 또는 유행병학(流行病學)은 특정 인구 집단에서의 질병 발생 및 분포 등을 다루는 학문이며, 전염병을 예방하기 위한 방법을 찾으려는 의학의 한 분과다.

수도 있으며, 감염과 질병을 구별하지 않으면 우리는 유행하는 감염병에 대해 오해할 수 있다고 말하고 있다. 그렇다면 여기서 말하는 '오해'란 무엇을 의미할까?

이를 말하기 전에 감염과 질병의 정의부터 알아보는 것이 좋을 듯싶다. 먼저 감염은 무엇일까? 이에 대한 정의도 같은 책에 나와 있는데, "감염이란 미생물이 인체 내로 들어와 군락을 형성하며 존재하는 것"[84]을 의미한다. 즉 감염은 미생물이 우리 몸에 들어와 있는 상태를 의미하고, 여러 가지 이유로 우리 몸이 이에 대한 반응을 아직 보이지 않은 상태를 뜻한다.

그럼 질병이란 무엇일까? "질병은 몸에 들어온 병원체들이 인체 내에서 발전하고 증식하며 특정한 능력을 발휘하여 인체의 구조나 기능에 부정적인 영향을 미치고 불편을 유발하는 상태"[85]·[86]·[87]를 의미한다. 한마디로 질병은 병원체가 몸속에서 증식하며 몸에 손상을 가하여 불편을 유발하는 상태를 말한다.

그리고 우리는 이러한 질병으로 인해 느끼는 불편감을 '증상'이라고 표현하며, 이러한 '증상'이 없는 '감염'은 대부분 '질병'으로 인정하지 않는다. 사실 말로만 질병으로 인정하지 않을 뿐, 아무 증상이 없는 환자가 병원을 찾을 일이 없으니 의료인이 이런 환자를 볼 수조차 없다고 하는 것이 더 옳은 표현일 것이다.

이상으로 볼 때, 증상이 없는 '무증상 감염'은 감염이 질병으로 발전하지 못한 상태를 의미한다. 그 때문에 코로나19 무증상 감염은 그저 감염일 뿐 질병으로 인정될 수 없고, 당연히 무증상 감염자도 정상적인 건강한 사람일 뿐 '무증상 감염 환자'라 할 수 없는 것이다.

따라서 감염과 질병을 구분하지 못할 때 생길 수 있는 지역 사회 전염병의 역학에 대한 오해란 바로 아무 증상이 없는 무증상 감염자, 즉 건강한 사람을 질병에 걸린 환자로 오해하는 것을 의미하며, 감염학 교과서에서는 의료인들에게 이런 실수를 범하지 않도록 주의하라는 메시지를 전달하고 있는 것이다.

그렇다면 코로나바이러스와 같은 무증상 감염을 유발하는 바이러스들은 왜 질병을 일으키지 못하고 무증상 감염에 그치는 것일까? 그것은 이러한 병원체들이 질병을 유발하기 위해 필요한 몇 가지 능력을 갖추지 못했기 때문인데, 이에 대한 설명도 감염학 교과서에 잘 나와 있으니 참고할 만하다. 이 책에는 병원체가 숙주에게 질병을 유발하기 위해서는 다음과 같은 네 가지 능력이 필요하다고 쓰여 있다.[88]

1. 감염성(infectivity): 숙주 안에 들어가 그 안에서 살아남을 수 있어야 한다.

2. 병원성(pathogenicity): 숙주 안에서 질병을 유발할 만큼 발전할 수 있어야 한다.

3. 독성(virulence): 숙주에게 질병에 의한 장애나 불편을 유발할 수 있어야 한다.

4. 항원성(antigenicity): 숙주의 면역계를 자극해 면역 반응을 유발

할 수 있어야 한다.

　세균과 바이러스, 진균 등 다양한 병원체들은 이와 같은 네 가지 능력을 발휘할 때 질병을 일으킬 수 있는 유의미한 병원체로 인정받는다. 우리 몸에 살고 있으면서도 질병을 일으키지 않고 우리와 공존하는 수많은 미생물들은 위의 조건 중 2, 3, 4에 해당하는 병원성과 독성 특히 항원성이 없거나 약하기 때문에 우리 몸에서 아무 문제 없이 잘 살고 있는 것이다.

　그럼 코로나19 바이러스는 이 네 가지 조건을 모두 충족하고 있을까? 현재 무증상 감염자가 많은 것으로 볼 때 코로나19 바이러스도 몸에서 별 탈 없이 지내는 다른 바이러스들처럼 병원성과 독성 그리고 항원성이 조금 약한 것으로 보인다. 병원성과 독성이 약하면 소위 말하는 무증상 감염자가 많아지고, 항원성이 약하면 면역 과정이 길거나 잘 일어나지 않는다. 즉 숙주의 컨디션에 따라 질병으로 발전하고 항체도 생성될 수 있지만 이러한 특성들이 두드러지지 않아 몸속에 들어와도 언제 질병으로 발전하고, 또 면역 반응이 일어나 항체가 생성될지 예측하기 어렵다는 뜻이다. 이렇게 되면 환자는 자신이 감염된 사실조차 모르는 것은 물론이고 질병으로 발전한다 해도 증상이 뚜렷하지 않아 병에 걸린 것을 잘 모를 수 있으며, 언젠가는 면역 반응이 유발되고 또 회복하지만, 그조차 모르고 지나가게 된다.

무증상 감염자는 정말 환자일까?

감염과 질병의 차이를 이해하고 무증상 감염을 일으키는 병원체의 특성도 알아보았으니, 이제 무증상 감염이 정확히 무엇을 의미하는지 좀 더 알아보자.

무증상 감염이란 바이러스가 숙주에 들어갔지만 증상이 거의 없거나 아예 나타나지 않는 경우를 말한다. 이는 바이러스가 미약한 수준으로 증식하면서 면역 반응이 서서히 일어나 항체 또한 천천히 생성되는 경우로, 감염의 결과 정상적인 면역 반응이 진행되어 결국 항체가 생성되기는 하지만 질병의 증상이 워낙 약해 환자가 질병에 걸린 줄도 모르고 지나가는 경우를 뜻한다.

코로나바이러스와 같이 가벼운 감기를 일으키는 바이러스들을 포함하여[89] 실제로 많은 수의 바이러스가 이러한 무증상 감염을 일으키는데, 뽀뽀할 때 전염된다고 해서 우리가 키스병이라고도 말하는 엡스타인-바 바이러스(EBV, Epstein-Barr virus)에 의한 감염성 단핵구증이 대표적인 경우다. 성인 인구의 90% 이상이 이 바이러스에 대한 항체를 가지고 있지만 이 바이러스의 감염으로 인한 질병을 앓았다고 생각하는 사람은 거의 없다. 즉 본인도 모르게 감염과 질병 그리고 그에 따른 정상적인 면역 반응이 진행되어 항체까지 생산된 것이므로 이런 경우가 대표적인 무증상 감염의 예라고 할 수 있다.[90]

이렇듯 아무것도 아닌 무증상 감염을 질병으로 오해하여 건강한 사람인 무증상 감염자를 환자로 인식하게 되면 어떤 사회적 문제가 생길까? 현재 우리가 겪고 있는 상황을 잘 살펴보면 다음과 같은 몇 가지 문제가 발생한다는 것을 알 수 있다.

첫째로 가장 큰 문제는 건강한 사람을 환자로 분류함으로써 원치 않는 치료를 받도록 하거나 자가격리 또는 입원을 강제하여 신체의 자유를 구속하는 것과,* 코로나19 바이러스가 질병을 일으킬 능력이 부족한데도 이 바이러스가 검출되었다는 이유만으로 국민을 질병을 옮기는 숙주로 간주하고 타인을 위협하는 가해자로 만들어 동선을 파악하고 접촉자를 확인하는 등 사생활의 비밀과 자유를 스스로 포기하도록 유도하는 것이다.**

질병관리청은 사망자가 많이 발생하지 않고 아픈 증상을 호소하는 사람조차 거의 없는 상황에서도 확진자의 동선에 따라 접촉자를 찾아내고 아무 증상이 없는 사람들까지 모두 검사를 받게 하여 새로운 무증상 감염자들을 만들어내고 있으며, 이들을 질병을 옮기는 숙주로 몰아 사회로부터 격리하고 있다. 이는 감염과 질병을 구별하지 않기 때문에 모든 감염자를 환자로 취급하는 오류를 범하고 있는 것이며, 이것이 바로 앞에서 말한 '오해'에서 비롯된 일이다. 감염학 교과서에서 언급했던 감염과 질병을 구별하지 못하고 지역사회 감염병에 대한 오해를 하고 있는 이들이 다름 아닌 우리나라의 질병관리청이라 생각하니 안타까움을 감출 수가 없다.

- 대한민국 헌법 제12조 제1항: 모든 국민은 신체의 자유를 가진다.
- ● 대한민국 헌법 제17조: 모든 국민은 사생활의 비밀과 자유를 침해받지 아니한다.

두 번째 문제는, 무증상 감염은 증상이 약하거나 없기 때문에 환자 스스로 질병을 감지하고 찾아오는 경우가 드물어 감염을 일으킨 바이러스의 존재를 확인하기 위해서는 PCR법과 같은 유전자 기술을 사용해야 한다. 그런데 이 PCR법을 사용하면 바이러스가 질병을 일으킬 정도로 체내에서 확산되지 않아도 검출해낼 수 있기 때문에 감염 후 질병으로 발전하지 않은 사람들이나 면역 반응이 천천히 진행되면서 항체가 생기는 사람들, 심지어 질병에 걸렸다가 회복한 사람들까지 모두 감염자로 분류된다. 이 때문에 무증상 감염자가 폭발적으로 증가하는 것이다. 그냥 놔두면 병에 걸린 줄도 모르고 그냥 지나갈 사람들을 유전자 증폭 검사까지 해서 감염자를 확인하고 있으니 당연히 건강에 아무 이상도 없는 확진자가 증가하는 문제가 생기는 것이다.

마지막으로, 무증상 감염자가 많을 정도로 증세가 가벼운 질환을 검사하는 데 PCR법처럼 큰 비용이 드는 검사를 국민의 세금으로 한다는 것도 문제가 아닐 수 없다. 이 바이러스가 인체에 치명적인 것이 확실하다면 얼마의 비용이 들어가든 꼭 검사해야겠지만, 이 바이러스가 심각하다는 근거는 부정확한 사망률과 측정 불가능한 확산 속도밖에 없는데 질병관리청은 이렇듯 가벼운 질환의 특징인 무증상 감염까지 이 바이러스를 공포의 대상으로 만드는 데 이용하고, 국가 예산을 탕진해가며 비효율적인 검사를 하고 있으니 의료인의 한 사람으로서 이를 어떻게 받아들여야 할지 갈피를 잡을 수가 없다.

무증상 감염자가 많다는 사실만으로도 코로나바이러스가 일반 감기 바이러스임을 보여주는 충분한 근거가 되는데, 도대체 얼마나 더 많은 근거를 제시해야 할까?

코로나 검사 얼마나 믿을 만한가?

그렇다면 우리나라에서 코로나19 감염자를 찾아내기 위해 사용하는 실시간 RT-PCR법은 어떤 검사법이기에 이토록 많은 무증상 감염자를 양산해내는 것일까? 혹시 이 검사법이 가진 문제점 때문에 코로나19 사태가 장기화되고 있는 것은 아닌지 한번 확인해보자.

갑돌이네 쌀벌레

갑돌이네는 대대로 만석꾼 집안이었다. 2020년인 현재에도 갑돌이는 가락시장에서 큰 곡식 창고와 정미소를 운영하며 대량으로 쌀을 판매하고 있다. 그런데 어느 날 반갑지 않은 소식을 접한다. 뉴스에서 요즘 원인을 알 수 없는 복통 환자가 증가하고 있으며, 의료계는 그 원인으로 쌀에 기생하는 벌레를 의심하고 있다는 보도가 나온 것이다. 큰 창고에 대량의 쌀을 저장하고 전국에 쌀을 공급하던 갑돌이는 혹시 자신이 판매하는 쌀을 먹은 사람들이 복통을 일으키는 것은 아닌지 걱정되었다.

갑돌이는 자신의 쌀이 안전한지 확인하고 싶었지만, 문제는 갑돌이의 창고가 너무 크고 벌레들은 너무 작아 직접 확인하기 어렵다는 것이었다. 창고의 규모는 1000평에 달했고 그 안에 저장된 쌀은 80킬로그램 쌀가마니가 5000포대로 총 400톤이 되었으니 이 안에서 현미경으로 봐야 할 정도의 미세한 벌레들을 찾아낸다는 것은 바닷가 모래밭에서 바늘 찾기보다 더 어려운 일이었다. 그렇다고 쌀을 그대로 출하하기엔 갑돌이의 양심이 허락하지 않았고, 대중들에게 확산되고 있는 장염 때문에 혹여 조사받지나 않을까 겁이 났다.

결국 갑돌이는 여러 곳의 방역업체에 전화를 걸어 문제 해결을 의뢰했고, 모든 방역업체에서 벌레를 찾는 일은 자신 있으니 맡겨만 달라는 얘기를 들었다. 갑돌이는 그래도 이름 있는 업체가 좋겠다 싶어 국내 1위 방역업체인 '사스코(SARS-Co)'에 이 일을 의뢰하기로 했다. 사스코에서는 요즘 비슷한 문제로 의뢰가 많이 들어오는데, 자신들의 검사 기술은 대단히 정밀하여 아주 적은 양의 벌레도 검출해낼 수 있다고 자신했다.

사스코 직원이 설명한 벌레의 검사 방법은 정말 간단했다.

쌀 포대를 열고 벌레에 달라붙어 벌레의 증식을 돕는 특수 제작된 효소를 스프레이를 사용해 충분히 뿌린 뒤 온장고에 넣고 90도의 온도로 10분 정도 가열했다가 다시 10분 정도 냉풍기로 식히면 쌀 포대 안에 있는 벌레의 양이 두 배로 늘어나는데, 이때 쌀에 자외선을 쬐어주면 벌레에 오염된 쌀이 보라색으로 보이는 아주 쉬운 검사법이었다. 이 과정을 한 번 반복할 때마다 벌레는 두 배씩 증가

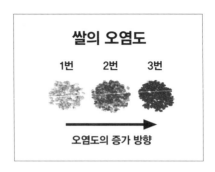

하므로 10회를 반복하면 1000배, 20회를 반복하면 100만 배, 30회를 반복하면 10억 배(2^{30}=1,073,741,824배), 40회를 반복하면 1조 배(2^{40}=1,099,511,627,776배)까지 벌레의 양을 늘리기 때문에 아주 적은 양의 벌레도 얼마든지 검출해낼 수 있다. 그리고 쌀은 오염도가 심할수록 더 짙은 보라색을 띠어, 보라색의 짙고 옅음에 따라 벌레에 오염된 정도를 확인할 수 있게 해주는 아주 신기한 검사법이었다.

사스코는 이렇게 효소와 온도를 이용하여 벌레의 증식을 반복하는 검사법을 '중합 효소 연쇄 반응'이라 불렀고, 효소를 뿌리고 온도를 한 번 올렸다 식혀서 벌레의 수를 두 배로 늘리는 것을 '한 사이클'이라고 했으며, 벌레를 확실히 확인하기 위해서는 보통 30~40사이클을 반복해야 한다고 설명했다.

그러나 말이 30~40사이클이지 한 사이클을 돌리는 데 20분 정도 걸리므로 이 검사를 정확히 하려면 10~15시간이 필요했다. 정확도는 높았지만 시간이 오래 걸리는 것이 이 검사법의 단점이었다.

갑돌이가 창고에 있는 5000포대의 쌀을 다 검사하려면 너무 오래 걸리지 않겠느냐고 묻자, 사스코 직원은 이 문제도 해결할 수 있다고 말했다.

우리의 목표는 벌레의 양을 늘리는 것이 아니라 벌레가 있는지 없는지 또는 얼마나 많이 있는지를 확인하는 것이므로 사진의 1번 정도로 보라색이 관찰되는 시점까지만 사이클을 돌리고 이때까지 몇 번의 사이클을 돌렸는지 확인하면 쌀이 얼마나 많이 오염되었는지 확인할 수 있다고 했다. 즉 10회의 사이클 이내에서 1번 사진처럼 보라색이 관찰되면 많이 오염된 쌀, 20회 이내에서 관찰되면 중간 정도 오염된 쌀, 30회 이내에서 관찰되면 적게 오염된 쌀로 정한 뒤 검사를 실시하면 많이 오염된 쌀은 10회 이내에도 검사를 끝낼 수 있어 시간이 단축된다는 얘기였다. 또한 많이 오염된 쌀만 걸러낼 거라면 굳이 벌레가 안 나오는 쌀에서 벌레를 찾으려고 40사이클까지 돌릴 필요 없이 10사이클까지만 돌려 그사이 조금이라도 보라색이 보이면 많이 오염된 쌀, 보라색이 보이지 않으면 깨끗한 쌀로 구별할 수 있다고 했다.

갑돌이는 기가 막힌 방법이라 생각하고 서둘러 검사를 시행하기로 했다. 벌레를 증식시키는 효소 때문에 검사 비용은 많이 들었지만, 빨리 검사를 마쳐야 괜찮은 쌀들을 가려내어 판매할 수 있었으므로 사업을 유지하기 위해서라도 검사를 미룰 수가 없었다. 단, 갑돌이는 검사에 만전을 기하고 싶어 모든 검사를 10사이클에서 마무리하자는 제안은 받아들이지 않고 벌레가 검출되지 않는 쌀들도 40사이클까지 검사해달라고 부탁했다.

검사는 한 포대씩 순서대로 진행되었고, 결과는 성공적이었다. 어떤 포대는 10회 이내에서 보라색 쌀이 발견되었고, 어떤 포대는 15회, 어떤 포대는 30회를 돌려야 보라색 쌀이 관찰되었다. 또 어떤 포대는 40사이클을 돌려도 보라색 쌀이 보이지 않았다. 갑돌이는 각각의 쌀 포대마다 보라색 쌀이 관찰되기 시작한 사이클 수를 크게 적어놓도록 지시했고, 일주일 만에 모든 쌀의 검사를 마칠 수 있었다. 검사 결과는 다음과 같았다.

사이클 수	오염된 쌀(포대)	누적계
10 이하	300	300
11~20	700	1,000
21~30	1,000	2,000
31~40	2,000	4,000
무검출	1,000	1,000

검사 결과

검사를 마친 갑돌이는 일단 짧은 시간에 검사를 마쳤다는 사실에 안도의 한숨을 내쉬었다. 하지만 진짜 문제는 이제부터였다. 5000 포대의 쌀 중에 40사이클을 돌려도 벌레가 검출되지 않는 쌀은 불과 1000포대에 불과했고, 나머지 4000포대에서 벌레가 검출되었기 때문이다. 어떤 쌀은 20사이클, 어떤 쌀은 30사이클, 정도의 차이는 있었지만 4000포대에서 벌레가 검출되었으니 이 쌀을 다 폐기할 수는 없는 노릇이었다.

갑돌이는 사스코 직원에게 몇 번째 사이클에서 벌레가 검출되어야 장염을 일으킬 정도로 위험한지 물어봤으나 직원은 이 벌레가 최근에 발견된 것들이어서 그것까지는 알 수 없다고 얘기했다. 새로 발견된 벌레들 같은 경우, 인체에 유해한 정도를 따져보려면 최소 4~5년 정도 실험 결과들이 축적되어야 하는데 이 벌레는 발견된 지 4~5개월밖에 되지 않았으므로 축적된 데이터가 전혀 없고, 이를 알려면 최소 4~5년은 기다려야 한다는 것이었다.

큰 비용을 지불하고 검사했던 갑돌이는 이 얘기를 듣자 다시 허탈감에 빠졌고, 사스코 직원의 얘기가 한편으론 이해되면서도 다른 한편으론 무책임하다는 생각도 들었다. 그러면서 몇 사이클을 기준으로 검사한 쌀을 폐기할 것인지 고민에 고민을 거듭했다.

이를 보다 못한 사스코 직원이 사실 쌀에는 이 벌레 말고도 무수히 많은 벌레들이 살고 있기 때문에 이런 문제로 쌀을 폐기한다면 이 세상 창고에 있는 쌀은 다 버려야 한다고 말했다. 그리고 솔직히 이 벌레도 최근의 이슈 때문에 이 벌레를 검출하는 효소를 새로 개발했을 뿐, 언제부터 이 벌레가 쌀에 살고 있었는지는 알 수 없다고 말했다. 즉 최근 들어 검사했기 때문에 이 벌레가 최근에 발생한 것처럼 보일 뿐, 실제로는 예전부터 쌀에 있었으리라는 얘기였다.

실제로 사스코에서는 쌀에 기생하는 벌레들을 검사하는 다양한 효소들을 가지고 있었고, 지금과 같은 방법으로 벌레들을 증식시키면 쌀이 온갖 벌레에 오염되었다는 것쯤은 언제든 입증할 수 있었다. 사실 추수 후 거의 1년간 창고에 보관되는 쌀들이 아무리 깨끗하게 관리된다 해도 여러 가지 미생물에 오염되는 것은 막을 수 없는 일이었다.

사스코에서는 10사이클까지 검사해서 벌레가 관찰되지 않는 쌀은 깨끗한 쌀로 규칙을 정한 뒤 그전에 벌레가 발견된 300포대만 폐기하고 나머지 4700포대는 출하하는 것이 어떻겠냐고 제안했다. 갑돌이는 고민했지만 이 벌레가 복통을 유발한다는 증거도 없고, 또 얼마나 많이 검출되어야 인체에 유해하다는 기준도 없었기 때문에 아무리 고민해도 뾰족한 방법이 없었다. 갑돌이는 사스코의 말도 일리가 있다는 생각과 함께 쌀을 다 버릴 수도 없었기에, 그저 별 탈이 없기를 바라며 300포대의 쌀을 폐기하고 나머지 4700포대의 쌀을 판매하기로 결정했다.

질병관리청에서 병의 원인으로 지목한 것은?

그런데 더 큰 문제가 생겼다. 국가 기관인 질병관리청이 전국적으로 확산되는 장염의 원인으로 갑돌이의 쌀에서 검출된 벌레를 지목한 것이었다. 아직 정확한 명칭이 정해지지 않았다며 '쌀벌레19'라는 이름까지 지어가면서 말이다. 전국에 있는 쌀 창고에 대한 대대적인 검역이 실시되었고, 아니나 다를까 사스코가 검역을 담당할 국가 지정 업체로 선정되었다. 갑돌이는 사스코를 통해 미리 검사를 마쳤기 때문에 다행이라고 생각했지만, 상황은 갑돌이가 예상한 대로 흘러가지 않았다. 사스코에서는 전국적으로 시행되는 검역에 지정 업체로 선정되기 위해 갑돌이의 창고를 검사할 때보다 더 많은 벌레를 검출할 수 있는 효소를 사용했고, 갑돌이도 이 새로운 효소를 이용해 다시 검사를 받아야 했다. 물론 검사 비용은 국가에서 부담하므로 추가되는 비용은 없었지만, 문제는 검사 결과였다.

사이클 수	오염된 쌀(포대)	누적계
10 이하	300	300
11~20	700	1,000
21~30	1,000	2,000
31~40	2,000	4,000
무검출	1,000	1,000

첫 번째 검사 결과

사이클 수	오염된 쌀(포대)	누적계
10 이하	1,000	1,000
11~20	1,000	2,000
21~30	2,000	4,000
31~40	800	4,800
무검출	200	200

두 번째 검사 결과

첫 번째 검사 결과가 새로운 효소로 검사한 뒤 두 번째 검사 결과처럼 확연히 바뀐 것이다.

문제는 국가에서 30사이클까지 검사해서 벌레가 검출된 쌀은 모두 폐기하라는 명령이 떨어졌다는 것인데, 이는 갑돌이가 가진 쌀의 80%인 4000포대에 해당했으므로 갑돌이에겐 거의 파산 명령이나 다름없었다. 국가에서는 이렇게 폐기된 쌀에 대한 책임이 갑돌이의 관리 소홀에 있다며 폐기된 쌀에 대한 보상을 하지 않았고, 부족해지는 식량은 유전자 재조합 식품을 생산하는 다국적 농업 회사 '바이엘 모산토(BYEL MOSSANTO)'를 통해 수입하겠다고 발표해 국민들을 안심시켰다.

갑돌이는 너무 억울한 나머지 질병관리청에 전화를 걸어 도대체 30사이클까지 검사하여 벌레가 검출된 쌀을 폐기해야 하는 근거가 무엇이냐고 질문했지만 상담원은 말을 돌리며 머뭇거릴 뿐 정확한 답변을 하지 못했다. 갑돌이는 자기도 이 쌀을 먹고 있으며, 자기 가족과 자기 쌀을 먹고 있는 지인 중에도 복통을 호소한 사람이 없었다고 얘기했지만 질병관리청은 현재 벌레에 감염되어도 증상이 발현되지 않는 무증상 감염자가 많아 일단 현 기준대로 벌레가 검출되는 쌀은 폐기해야 한다는 말만 반복했다. 갑돌이는 "쌀을 먹고도 아무 증상이 없다면 먹어도 괜찮다는 얘기 아니냐? 밥을 해 먹고도 아프지 않은데 도대체 뭐가 문제냐?"고 따져 물었지만 질병관리청은 "오염된 쌀을 먹은 사람들이 주변 노인이나 중환자들을 만나면 그들의 생명을 위협할 수 있다는 연구 결과가 나왔다"는, 도저히 이해할 수 없는 말만 반복했다. 그 말을 들은 갑돌이는 "도대체 무슨 소릴 하는 거냐?"면서 애꿎은 상담원에게 고함을 치고는 전화를 끊었다.

갑돌이는 답답한 마음에 자신의 창고를 검사했던 사스코 직원을 불렀다. 그리고는 왜 처음 검사에선 30사이클을 돌려도 2000포대밖에 검출되지 않았는데 두 번째 검사에서는 4000포대나 검출될 수 있는지 따져 물었다. 사스코 직원은 국가사업은 규모가 워낙 커서 다른 회사가 선정될 경우 회사의 매출과 업계 1위라는 이미지에 엄청난 타격을 입기 때문에 검사의 민감도를 최대한 높이기 위해 쌀벌레19와 유사한 벌레 두 종을 더 검출할 수 있도록 다른 효소 두 가지를 추가하여 검사했다고 말했다. 업체들 간의 경쟁에서 이기기 위한 어쩔 수 없는 결정이었다고 말하며 미안해했다. 갑돌이는 그게 무슨 말이냐며 화를 냈고, 오락가락하는 검사 기준에 울분을 토했지만 그 어디에도 자신의 억울함을 호소할 길이 없었다.

그리고 며칠 후 국가에서는 갑돌이의 쌀 4000포대를 수거해갔고, 갑돌이는 떠나가는 트럭을 바라보며 어렵게 끊었던 담배를 피워 물고 흐르는 눈물을 삼켰다.

PCR 검사의 원리와 의문점

앞의 얘기는 현재 우리가 코로나바이러스 감염을 확인하기 위해 시행하고 있는 실시간 역전사 중합 효소 연쇄 반응, 즉 Q RT-PCR법을 쉽게 풀이한 것이다. 물론 몇 가지 내용은 여러분의 이해를 돕기 위해 생략하거나 단순화했지만 전체 과정은 큰 차이가 없다. 그럼 이 검사법엔 어떤 문제들이 있을까?

　이 방법이 정확한 검사법으로 인정받기 위해선 두 가지 기준 또는 근거가 필요한데, 그중 하나가 이 쌀이 어느 정도 오염되어야 밥을 지어 먹었을 때 우리 몸에 해로운지에 대한 기준이다. 그러니까 앞에 있는 사진의 1번만큼 오염된 쌀만 먹어도 배가 아픈지, 3번처럼 오염된 쌀을 먹어야 배가 아픈지에 대한 기준이 있어야 한다. 그래야 검사를 통해 위험한 쌀과 그렇지 않은 쌀을 확인할 수 있는데, 현재 이 벌레에 대해서는 그러한 기준이 없는 것이 첫 번째 문제다.

　두 번째는 앞에서 정한 기준에 해당하는 쌀을 찾아내기 위해 검사 사이클을 몇 회까지 반복할지에 대한 기준이다. 지금 갑돌이는 10회의 사이클 내에서 보라색이 살짝만 보여도 오염된 쌀로 간주했는데, 사이클을 반복할 때마다 벌레의 양이 두 배씩 증가하므로 더 적게 오염된 쌀도 사이클 수를 높이면 더 많이 오염된 것처럼 보일 수 있기 때문에 검사에서 수행할 사이클 수를 결정해야 한다. 그런데 앞에서 말한 오염도에 대한 기준이 없으므로 사이클 수 또한 정하기가 어려워진다. 즉 사이클 수도 비용과 검사 시간을 고려하여 임의로 정할 수밖에 없다.

세 번째 문제는 사스코에서 사용한 효소인데, 사스코는 처음 갑돌이의 창고를 검사할 때와 국가 지정 업체로 선정된 후 다시 검사할 때 서로 다른 효소를 사용했다고 말했다. 즉 처음 검사에서는 정확히 쌀벌레19만 검출하기 위해 한 가지 효소만 사용했고, 국가 지정 업체 선정 작업에서는 쌀벌레19 그리고 그와 유사한 몇 가지 벌레들을 더 검출할 수 있도록 효소를 추가했다고 고백한 것이다. 원래 쌀에는 여러 가지 미생물이 살고 있으니 이렇게 되면 당연히 대부분의 쌀이 오염된 것으로 판명될 것이고, 국가에서는 일단 검사 결과가 많이 나오는 쪽이 신뢰도가 높다고 평가할 테니 국가 지정 업체로 선정되기 위해 검사를 조작한 것이다. 하지만 이렇게 되면 오염된 쌀을 찾기가 더 쉬워 보일 수 있지만, 검사의 원래 목적인 쌀벌레19를 찾는 것과 이 검사는 거리가 멀어진다.

이렇듯 이 검사법은 누가 어떤 의도로 검사의 기준을 설정하고, 또 어떤 효소를 사용하느냐에 따라 얼마든지 결과가 달라질 수 있다. 그럼 이 검사법이 실제로 현재 유행하는 바이러스 검사에 적용되었을 때 어떤 문제가 생기는지 구체적으로 살펴보자.

바이러스를 검출하는 PCR법 간단 설명

앞에서 갑돌이의 쌀벌레를 검사했던 방법과 지금부터 설명할 PCR법을 비교해보면 코로나19 바이러스를 검사하는 실시간 역전사 중합 효소 연쇄 반응(Q RT-PCR)이 생각보다 간단한 방법이라는 것을 알 수 있다. 일단 이 검사법이 실제로 어떻게 이루어지는지 살펴보고, 현재 의학계에서 대두되고 있는 문제점들을 짚어보자.

먼저 검사 순서는 이렇다. 솜이 달린 가늘고 긴 면봉을 코끝까지 밀어 넣고, 코 뒤쪽 벽에서 검체를 채취하여 보존액이 담긴 작은 튜브에 담아 실험실로 가져간다. 실험실에 도착하면 검체에 혼입된 이물질들을 제거한 뒤, 코로나바이러스가 얼마나 들어 있는지를 확인하는데, 면봉을 통해 얻은 검체가 워낙 적다 보니 코로나바이러스를 확인하기 위해서는 검체 안에 녹아 있는 바이러스의 용량을 확인할 수 있을 정도로 충분히 늘리는 단계를 거친다.

이를 위해 업체에서는 미리 만들어놓은 시약을 사용하는데 이 시약에는 우리가 찾으려는 코로나바이러스에만 딱 달라붙는 풀과 같은 물질이 들어 있다. 이 시약을 검체가 담긴 튜브에 넣고 잘 흔들어주면 시약이 튜브에 담긴 검체와 섞이고, 만약 검체 속에 코로나바이러스가 있다면 넣어준 시약에 있던 풀과 같은 물질이 코로나바이러스에 달라붙는다. 이렇게 준비된 튜브를 적절한 온도까지 높였다가 다시 식히는 과정을 반복하는데, 이처럼 온도를 높였다 낮추는 과정을 반복할 때마다 튜브 속의 바이러스는 두 배로 증식하는 것이 PCR법의 간단한 원리다.

검체가 담긴 튜브를 한 번 가열했다가 식혀서 검체에 담긴 바이러스를 두 배씩 늘리는 것을 한 사이클을 수행했다 또는 한 사이클을 돌렸다고 말하고, 이렇게 돌린 총 사이클 수를 CT값(cycle threshold value)이라고 한다. 그런데 한 번의 사이클을 돌릴 때마다 바이러스가 두 배씩 증가하므로, 이것을 10회 돌리면 2^{10}이 되어 원래 있던 바이러스 양의 1000배가 되고 20회를 돌리면 100만 배가 되며, 30회를 돌리면 10억 배, 35회를 돌리면 343억 배, 40회는 1조 배가 넘게 된다. 처음엔 두 배씩 증가해도 별것 아닌 듯싶지만 CT값이 30회를 넘어가면 이미 처음에 비해 10억 배 이상 증가하므로 이때부터는 두 배씩 증가한다 해도 수십억 배에서 수백억 배씩 증가하는 것이다.

이런 원리로 CT값이 높아질수록 적은 양의 바이러스도 그 양을 크게 증폭시켜 바이러스를 쉽게 검출할 수 있는데, 이것이 PCR법의 특징이자 가장 큰 장점이라 할 수 있다. 하지만 극과 극은 통한다고 했던가? PCR법의 이러한 장점이 때로는 단점으로 작용하기도 한다.

PCR법의 문제점 1

갑돌이의 예에서 알 수 있듯이, 병원체의 유무를 검사하는 데 유용한 PCR법도 태생적인 한계 때문에 여러 가지 단점을 가지고 있다. 가장 큰 문제는 이 검사가 미량의 바이러스도 엄청나게 증폭시키므로 검사의 위양성률(僞陽性率)이 높다는 점이다. 위양성률은 어떤 사람이 환자가 아닌데 환자라고 거짓되게 진단하는 경우를 말하는데, 앞에서 말했듯이 CT값이 30회를 넘어가면 한 번 사이클을 돌릴 때마다 수십억에서 수백억 배로 바이러스가 증가하다 보니, 원래 환자가 갖고 있던 바이러스가 질병을 일으키기엔 터무니없이 적은 양인데도 상당히 많은 것처럼 나올 수 있다. 예를 들어 30사이클에서 검사를 멈추면 처음에 있던 바이러스의 양에서 10억 배 정도 증가하는데, 35회에서 멈추면 343억 배까지 증폭되니까 CT값을 30에서 제한하면 환자가 아닌 것으로 나올 사람도 35까지 높이면 대부분 환자로 나오게 된다. 그래서 과학계에서는 PCR법을 사용할 때 CT값을 30까지로 제한하고 그 이상 돌린 것은 적절한 데이터로 쓰지 않는다.[91] 심지어 어떤 논문에서는 PCR 검사에서 코로나19 양성으로 나온 환자의 CT값이 36을 넘는다는 이유로 음성으로 판단하는 경우도 있다.[92]

그렇다면 현재 우리가 사용하는 코로나바이러스 검사는 몇 사이클을 기준으로 검사하고 있을까? 이에 대한 내용은 올해 5월에 발표된 논문 〈COVID-19 테스트 결과 해석〉[93]에 나와 있는데, 코로나바이러스의 경우에는 진단 키트에 따라 차이가 있으나 보통 CT값 35를 기준으로 판단한다고 한다. 앞에서 말했듯이 일반적으로 과학계에서는 30사이클 이상의 검사값은 적절한 데이터로 인정하지 않는다고 하니 35사이클은 그 기준이 꽤 높게 설정되어 있다고 볼 수 있다. 또한 기준이 35라는 말은 어떤 업체는 34사이클에서 검사를 멈추고, 또 어떤 업체는 36사이클까지 돌릴 수도 있다는 의미인데 34회는 170억 배, 35회는 340억 배, 36회는 680억 배까지 증폭하므로 이 단계에서는 한 번을 더 돌리고 덜 돌리고에 따라 거짓 양성으로 나올 수도 있고, 거짓 음성으로 나올 수도 있다.

또한 SARS-CoV, MERS-CoV, 인플루엔자, 에볼라 및 지카 바이러스 등의 유전자 파편은 바이러스가 모두 사라진 한참 후에도 검출되는데,[94] 면역계는 일주일 정도면 바이러스를 제압하고 질병의 단계를 벗어나지만, 제압된 바이러스 파편들은 시간이 지나면서 천천히 분해되기 때문에 질병이 회복된 뒤 몇 주가 지나도 여전히 이 파편들이 발견될 수 있다.[95] 그 때문에 CT값이 높을 경우, 조금 남아 있는 바이러스의 파편까지 잡아내므로 지금처럼 무증상 감염자가 무수히 증가하는 것은 물론이고, 이미 질병에서 회복한 사람들까지도 몇 주는 더 감염자로 분류되는 문제가 생기는 것이다.

이렇듯 PCR법은 적절한 CT값을 정하는 것이 검사의 정확도를 높이는 데 매우 중요하기 때문에 일부 국가에서는 정부에서 승인한 전문가 단체에 각 검사 기관마다 다르게 적용되는 CT값을 표준화하려고 노력한다. 보통 이런 일은 각 국가의 질병 관리 담당 부서가 맡는데, 우리나라의 경우 무증상 감염자가 많은 것을 보면 질병관리청이 이런 역할을 잘 수행하고 있는지 의문스럽다.

이러한 단점 때문에 PCR법은 단독으로 질병의 유무를 판단하는 데 쓰이지 않고, 환자의 CT 영상 소견이나 혈액 검사 소견, 환자가 호소하는 증상을 바탕으로 한 담당 의료인의 소견 등을 종합하여 질병의 유무를 판단하는 것이 일반적이다. 그런데 현재 전 세계에서는 이 모든 검사 절차 및 담당 의료인의 소견을 모두 무시하고 마치 PCR법이 질병을 가리는 유일한 방법이자 최선의 도구인 양 사용하고 있으니 큰 문제가 아닐 수 없다.

PCR법의 문제점 2

물론 이것 말고도 PCR법에는 다른 여러 가지 중대한 문제가 있다. 앞에서 솜이 달린 긴 면봉으로 콧속 깊은 곳에서 검체를 채취한다고 했는데, 그럼 이 면봉에는 어떤 물질들이 묻을까? 콧물뿐만 아니라 콧속에 서식하는 다양한 미생물들이 묻을 것이다. 코로나바이러스 말고도 여러 가지 바이러스와 세균, 먼지 등이 묻고, 콧속 점막에 대고 비볐으니 몸의 점막 세포들도 일부 묻을 것이다.

그다음 면봉을 보존액이 담긴 튜브에 넣고 채취한 검체를 녹인 뒤 검사 업체에서 미리 만들어놓은 시약을 넣어 코로나바이러스를 구별하고 증폭할 준비를 마치는데, 이때 넣어주는 시약에는 코로나바이러스에만 달라붙는 풀이 들어 있다고 했다. 그 풀을 PCR법에서는 프라이머(primer)라고 부른다. 이 시약을 검체와 잘 섞어주면, 프라이머가 코로나바이러스에 단단히 부착되어 PCR법에 사용할 검체가 완성되고, 이것의 온도를 한 번 높였다가 식힐 때마다 프라이머의 작용으로 바이러스가 두 배씩 늘어난다.

이 때문에 PCR법은 검체에 어떤 프라이머를 넣어주느냐에 따라 검사 결과가 크게 달라질 수 있다. 또한 이 프라이머를 잘 설계하고 만드는 것이 검사 업체의 기술력을 평가하는 기준이 되기도 한다.

그런데 혹 실수로, 검체에 코로나바이러스에만 달라붙는 프라이머만 넣지 않고 아데노바이러스나 리노바이러스에도 붙을 수 있는 프라이머를 함께 넣었다면 어떻게 될까? 아마 검사 결과는 너무 쉽게 양성으로 나올 것이다. 물론 다른 미생물들이 많아봐야 얼마나 많을까 싶지만, PCR법이 워낙 소량의 바이러스도 다량으로 증폭시키는 방법이다 보니 CT값만 충분히 늘려준다면 얼마든지 양성 환자가 될 수 있다. 물론 그런 경우에는 코로나바이러스 감염자라고 말할 수 없겠지만 말이다. 그 때문에 검사 업체는 이 프라이머를 잘 설계해야 하고, 또 WHO나 질병관리청은 프라이머의 제조 과정에서 들어가서는 안 될 프라이머가 들어가지는 않는지 잘 관리해야 한다. 그렇지 않으면 검사의 신뢰도를 보장하기가 어려워지기 때문이다.

그런데 코로나19 사태 초기 WHO에서 공개한 여섯 종류의 프라이머들을 확인해보면 조금 이상한 부분이 눈에 띈다. 프랑스의 파스퇴르 연구소에서 제공한 것으로 보이는 초기 코로나바이러스 프라이머에는 코로나바이러스에만 붙을 수 있는 프라이머 외에 다른 프라이머가 들어가 있었다.[96] 과연 그것이 무엇이었을까? 차라리 그것이 아데노바이러스나 리노바이러스와 같은 다른 바이러스에 사용하는 프라이머였다면 그나마 사람의 실수라고 생각할 수도 있을 텐데, 이것은 그 정도의 실수가 아니었다. WHO 문서에서 발표한 것은 다름 아닌 사람의 유전자[97]를 검출할 수 있는 프라이머였다. 나는 내 눈이 의심스러워 다시 보고 또다시 봤지만 그것은 백번을 봐도 사람의 유전자를 검출할 수 있는 프라이머였다. 이 시약을 사용해서 사람을 검사하면 검사 기준을 어떻게 설정하느냐에 따라 차이는 있겠지만 언제든 그 누구라도 감염자로 만들 수 있다. 콧속에 면봉을 넣고 점막을 비비면 얼마든지 붙어 나올 수 있는 우리 세포의 유전자를 검사하는 것이기 때문에 우리가 사람이 맞는다면 언제든 환자가 될 수 있다는 얘기다.

왜 그들은 이 시약에 사람의 유전자를 검출할 수 있는 프라이머를 넣었을까? 이 세상 사람들을 바이러스로 생각했기 때문일까? 혹시 언제든 코로나19 감염자들을 생산할 수 있는 가장 확실한 방법이기 때문은 아니었을까? 물론 우리나라에서 이 프라이머를 사용했는지, 지금도 사용하고 있는지, 그리고 전 세계 몇 개국에서 이 프라이머를 사용해서 검사했는지는 확인할 수 없다. 게다가 같은 질병의 바이러스를 검사하는 데 각각의 나라에서 모두 다른 프라이머를 사용하는 것도 이상하긴 마찬가지다. WHO에서 이미 프라이머를 공개한 마당에 굳이 다른 프라이머를 만들려고 애쓸 필요도 없을 테니 말이다.

PCR법의 문제 3

이렇게 많은 허점을 가진 PCR법의 문제는 여기서 끝나지 않는다. 세 번째 문제를 논하기 전에 미리 밝혀둘 것이 있는데, 앞에서 PCR법으로 검사하는 것이 코로나바이러스라고 이야기했지만, 사실 이는 이해를 돕기 위해 단순화하여 설명한 것일 뿐 정확한 정보는 아니다. 우리가 PCR법을 통해 찾는 것은 코로나바이러스가 아니라 코로나바이러스 파편들이 가지고 있는 이 바이러스의 유전 정보다. 즉 코로나바이러스가 몸속에 들어가 파괴되었을 때 몸속에 남겨진 바이러스 조각들이 가지고 있는 유전 정보라는 뜻이다.

예를 들어 갑돌이가 우리가 보는 앞에서 자신의 머리카락을 뽑아 유전자 검사를 하고 유전 정보를 공개한다면 우리는 그 안에서 인간이라면 공통적으로 가지고 있을 만한 유전 정보도 발견할 것이고, 갑돌이만의 특수한 유전 정보도 확인할 수 있을 것이다. 이러한 개인의 특수한 유전 정보는 이 사람이 누구인지를 식별하는 기준이 되기도 하는데 만약 갑돌이가 불의의 사고를 당해 외형으로는 확인이 불가능한 상태로 발견되더라도 우리는 사체 일부에서 유전 정보를 추출하여 이전에 갑돌이의 머리카락에서 추출했던 유전 정보와 대조함으로써 이 사체가 갑돌이임을 확인할 수 있다. 마찬가지로 코로나바이러스도 우리 몸속에서 발견되는 유전 정보와 우리가 이미 알고 있는 코로나바이러스의 유전 정보를 비교하여 우리 몸속에 코로나바이러스가 있는지의 여부를 확인하게 된다.

그런데 여기에 중요한 비밀이 숨어 있다. 갑돌이의 머리카락에 갑돌이만의 특수한 유전 정보가 담겨 있다는 데에는 우리 모두 이견이 없을 것이다. 우리가 갑돌이의 머리카락에 있는 유전 정보가 갑돌이와 일치할 것이라는 사실을 의심하지 않는 이유는, 우리 눈앞에서 갑돌이가 자신의 머리카락을 뽑았기 때문이다. 즉 우리가 이 머리카락이 원래 갑돌이 몸의 일부였음을 확인했기 때문에 머리카락 안의 유전 정보가 갑돌이만의 특수한 정보라는 데 이견이 생길 수 없는 것이다. 다시 말해 우리는 갑돌이의 존재를 먼저 확인하고, 갑돌이가 자신의 신체 일부를 추출하는 것까지 확인했으므로 그 안에 들어 있는 유전 정보가 갑돌이의 것이라는 사실에 대해 의심을 하지 않는다는 뜻이다.

그렇다면 우리가 알고 있는 코로나바이러스의 유전 정보는 어떨까? '불가리아 병리학회'에서 이에 대한 의문을 제기했는데, 이 학회에서는 지난 7월 1일 'COVID-19 PCR 테스트는 과학적으로 무의미하다'라는 제목의 논평[98]을 통해, PCR법의 두 가지 문제를 지적했다. 첫 번째는 앞에서 설명한 들쭉날쭉한 CT값처럼 PCR법의 검사 기준이 모호하다는 것이었고, 두 번째는 PCR법을 통해 우리가 검출하려는 코로나바이러스의 유전자가 실제로 코로나바이러스에서 추출된 것이라는 증거가 없다는 것이었다. 즉 갑돌이가 자신의 머리카락을 뽑아 이것에서 추출된 유전자가 갑돌이의 것임을 입증했던 것처럼, 우리가 검사에 사용하는 코로나바이러스의 유전자도 정상적인 코로나바이러스의 개체를 추출하여 그것을 분해하고 그 안에서 나온 유전자임을 확인할 수 있다면, '아, 이것이 코로나바이러스의 유전자이구나'라고 믿을 수 있는데, 현재 코로나19 검사에 사용되는 유전자 조합들이 코로나바이러스에서 추출되었다고 할 만한 근거가 없었던 것이다.

즉 우리가 현재 검사에서 사용하는 유전자 조합들이 실제로 코로나바이러스로부터 온 것인지, 아니면 다른 바이러스로부터 온 것인지, 아니면 검사를 담당한 업체에서 임의로 만든 것인지, 도대체 무엇을 근거로 만들어진 것인지 아무도 알지 못한다는 뜻이다. 그러니 우리가 코로나바이러스의 것으로 믿고 있는 유전자 조각들이 실제로 코로나바이러스로부터 나왔다는 말은 WHO와 일부 의학자 또는 과학자들의 주장에 불과하다는 얘기다.

코로나19 사태가 진행되는 가운데 몇몇 국가의 의료팀이 실험을 통해 코로나바이러스 개체의 사진을 찍고 또한 바이러스의 개체를 분리했다는 논문을 발표했는데, 불가리아 병리학회에서는 이에 대한 의문을 품고, 논문에 발표한 사진 속의 주인공들이 실제로 정제되거나 추출된 코로나바이러스인지 그 증거를 요청했다고 한다. 하지만 그들이 받은 답변은 "논문의 사진은 정제된 코로나바이러스의 사진이 아니며, 아직 아무도 정제될 정도의 코로나바이러스를 보여주는 수준의 전자현미경 사진을 얻지 못했다"는 내용이었다. 즉 아직 인류의 그 누구도 코로나바이러스의 추출에 단 한 번도 성공한 적이 없다는 뜻이다. 그렇다면 우리가 코로나바이러스 검사에 사용하는 유전자들은 도대체 어디에서 추출한 유전자 조합일까? 진정 그것이 알고 싶다.

항체 검사의 신뢰성은?

항원을 검사하는 PCR법이 이렇듯 많은 문제를 안고 있다 보니, 일각에서는 항원 검사 무용론과 함께 항체 검사를 해야 한다는 여론이 형성되었고, 실제로 항체 검사를 실시하기도 했다. 항체란 바이러스와 같은 병원체가 우리 몸에서 병을 일으켰을 때 우리 몸에서 이들을 최종적으로 무력화하기 위해 면역계에서 생산하는, 바이러스의 발목을 채우는 족쇄 같은 물질이다. 정상적인 면역 반응을 통해 다량의 항체가 생성되면 일정 기간 내에는 동일한 병원체가 항체를 보유한 사람에게 다시 질병을 일으키기 어렵고, 우리는 항체 검사를 통해 그가 질병에 걸렸다 회복한 사람인지, 그리고 동일한 병원체에 노출되어도 질병에 걸리지 않는 안전한 사람인지를 판단하게 된다.

그런데 이 항체 검사도 앞에서 말한 항원 검사와 마찬가지로 정확한 검사라고 평가하기엔 부족한 몇 가지 기술적 문제를 가지고 있다. 일단 첫 번째 문제는 어떤 사람이 이 검사를 통해 항체를 갖고 있는 것으로 나온 경우, 코로나19에 감염되었다가 회복한 것은

항체의 농도

3	충분한 항체 = 면역 획득
2	항체 불충분 = 면역 부적합
1	항체 없음 = 면역 없음

확인할 수 있지만, 이 바이러스에 대한 면역을 획득했기 때문에 앞으로는 이 바이러스에 노출되어도 안전하다는 것을 확인할 수 없다는 점이다. 즉 위의 그림과 같이 혈액을 채취하여 항체의 농도를 측정했을 때 우리가 이미 정해진 항체 농도의 기준을 알고 있다면 항체의 농도가 1의 수준에서 멈추었을 때는 면역 없음, 2의 수준이라면 면역 불충분, 3의 농도까지 올라갔다면 면역 획득, 이렇게 판단할 수 있을 텐데, 코로나바이러스에 대해서는 이런 기준 자체가 아직 없기 때문에 검사 키트 제조 회사에서 임의로 기준을 설정하여 제품을 만들게 된다. 그러다 보니 항체 검사에서 '항체 있음'으로 결과가 나온다 해도, 이 사람이 실제로 이 질병에 대한 면역을 획득했다고 판단할 수 있는 근거로 사용하기엔 검사 키트의 신뢰도가 떨어질 수밖에 없는 것이다.

이 개념은 아이들이 맞는 예방접종을 생각하면 쉽게 이해된다. 아이들이 예방접종을 할 때 1차, 2차, 3차로 나누어 맞는 경우를 많이 보았을 것이다. 이렇게 여러 차례 접종하는 이유는 한 번의 접종으로는 충분한 양의 항체를 얻지 못하기 때문이다. 그래서 우리가 기준으로 정해놓은 충분한 양의 항체를 획득하기 위해 두 번 세 번 접종하면서 항체의 보유량을 높여가는 것이다. 즉 우리는 홍역이나 B형 간염과 같은 질병들을 예방하기 위해서는 어느 정도의 항체가 필요한지 오랜 시간 축적된 자료를 통해 알고 있으므로 그 정도 양의 항체를 얻기 위해 2~3차에 나누어 접종하고 있는데, 새로운 코로나바이러스의 경우에는 어느 정도의 항체를 가져야 이 사람이 면역을 획득했는지 확인할 수 없으므로 이렇게 검사한 결과를 바탕으로 이 사람이 동일한 질병에 걸려도 괜찮은지 알 수 없다는 뜻이 된다.

그리고 또 한 가지 중요한 문제는 이 바이러스에 의해 항체가 생성된다 해도, 그 항체가 환자들의 몸에 얼마나 오랫동안 남아 있는지 모른다는 점이다. 이 때문에 우리는 이 검사로 항체가 없는 사람이 과거에 이 질병에 걸렸는지 아닌지를 판단할 수 없다.

예를 들어 코로나바이러스의 항체는 우리 몸에서 최대 1개월 동안 유지될 수 있는데, 갑돌이는 2개월 전에 코로나 확진 판정을 받은 뒤 회복했고, 갑순이는 1개월 전에 확진 판정을 받은 뒤 회복했다고 가정해보자. 만약 오늘 갑돌이와 갑순이가 항체 검사를 받는다면 결과는 어떻게 나올까? 갑돌이는 '항체 없음'으로, 갑순이는 '항체 있음'으로 나올 것이다. 그런데 이 검사로 갑돌이가 코로나에 걸렸다 회복했다는 사실을 알 수 있을까? 당연히 불가능하다. 항체

보유 기간이 짧기 때문에 그 기간을 넘긴 사람은 모두 코로나에 걸리지 않은 것으로 나올 수밖에 없다. 우리가 이런 결론을 얻을 수 있는 이유는 무엇인가? 앞에서 코로나 항체가 우리 몸에서 1개월 정도밖에 유지되지 않는다고 가정했기 때문이다. 그런데 우리는 안타깝게도 코로나바이러스의 항체가 우리 몸에서 얼마나 유지되는지, 하루인지 1주인지 1개월인지 1년인지 아니면 평생인지 모르는 상태다. 이런 상황에서 이 검사법으로 사람들이 코로나에 걸렸다 회복했는지 아닌지를 따지는 것은 의미 없는 일이 된다.

만약 이 질병이 수두나 홍역처럼 한 번 걸리는 것으로 평생 면역이 유지되는 질병이라면 항체 생성 여부를 확인할 수도 있겠지만, 아직 우리에겐 이 질병에 대한 항체가 몸에서 얼마나 오래 유지되는지를 밝혀주는 자료가 없다. 따라서 이 검사를 통해 항체가 나오지 않은 사람이 이 바이러스에 걸린 경험이 없다고 판단할 근거가 되지 못하고, 이는 곧 항체 검사법이 코로나에 걸렸던 사람을 확인하는 방법으로 적합하지 않음을 의미한다.

무증상 감염자는 무슨 죄를 지었나?

이 장을 시작하면서 언급했지만 우리는 태어날 때부터 무증상 감염자였다. 그리고 성인이 되어서는 39조 개의 세균과 380조 개의 바이러스가 서식하는 거대한 미생물의 바다가 되었다. 하지만 그런 우리를 보면서 아무도 더럽다고 말하거나 피하지 않았다. 그런데 지금은 어떤가? 우리 몸에는 수많은 미생물이 살고 있음에도 그중 유독 한 가지를 지목하여 그것이 있는 사람과 없는 사람으로 나누고 있다. 그런데 어느 누가 자신 있게 이 바이러스가 우리 몸에 있던 380조 개의 바이러스 중 하나가 아니라고 말할 수 있을까? 우리가 이 바이러스를 새로 감염된 바이러스라고 말하려면 먼저 우리 몸에 이 바이러스가 없었다는 점을 증명하는 것이 순서가 아닐까?

코로나19 무증상 감염자들은 몸에서 이 바이러스가 발견되었다는 이유만으로 확진과 동시에 자신의 모든 개인 정보와 사생활을 공개해야 했고, 그 이후의 생활까지 관리받아야 했으며, 마치 범죄자처럼 사회와 격리되어 두 평 남짓한 방에 갇혀 24시간 바깥공기도 못 마시고 개인의 모든 자유를 포기해야만 했다. 차라리 어디 한 곳이라도 아픈 환자였다면 치료라도 받으면서 회복을 위한 재충전의 시간이라도 가질 수 있을 텐데, 그들의 몸은 별다른 치료가 필요 없을 만큼 건강했다. 그리고 이런 수용 생활을 마치고 사회로 돌아왔을 때 그들에게 남은 것은 자신도 모르는 사이에 전염병의 숙주가 되어 가족과 동료들에게 피해를 주었다는 죄책감과 동료들이 건네는 따가운 시선과 냉대, 한없이 멀게 느껴지는 마음의 거리였다. 도대체 이들이 무슨 죄를 지었단 말인가? 그들의 죄목은 '코로나19 확진'인가?

이 일을 앞장서서 지휘하고 있는 질병관리청이 지금 해야 할 일은 무엇일까? 질병의 전파를 막는다는 핑계로 아프지도 않은 감염자를 무작정 찾을 것이 아니라, 많은 감염자가 발생하고 있음에도 불구하고 위중한 환자가 나오지 않는 것을 근거로 이 질병은 우리를 위협할 만큼 치명적이지 않다고 솔직하게 발표하고 이 일을 마무리해야 하는 것 아닐까? 전혀 아프지 않은 감염자들을 최대한 많이 찾아 그들에게 '무증상 감염자'라는 낙인을 찍고 사회적 불이익을 감수하도록 강요하는 것은 단순한 권력의 남용이 아니라 감염과 질병의 차이를 이해하지 못한 데서 오는 업무상 과실이라 생각한다. 그러니 질병관리청은 결자해지의 심정으로 그간의 과오를 인정하고 국민에게 용서를 구한 뒤 사회를 원상태로 되돌리기 위해 최선의 노력을 기울여야 할 것이다.

제4장

K-방역의
실제 효과는?

우리나라에서 시행하고 있는 마스크 쓰기, 사회적 거리 두기, 자가격리, 확진자 동선 파악, 외출과 소모임 자제 등은 국가 방역에 만전을 기한다는 취지로 질병관리청의 지휘 아래 철저히 이루어지고 있으며, 언론은 이를 K-방역이라 칭하며 높은 성과를 내는 것으로 홍보하고 있다. 하지만 이로 인해 국민의 자유는 많은 부분을 희생하게 되었고 심지어는 개인의 인권까지 침해하는 일이 발생했다. 이 장에서는 코로나19 사태에서 과연 이러한 국가적 방역이 국민의 인권을 희생시킬 만큼 꼭 필요한 정책이고, 또 실제로 효과가 있는 정책인지 확인해본다.

K-방역으로
인플루엔자바이러스를 막을 수 있을까?

지난 2009년 신종 플루가 유행할 당시에도 나는 호흡기 질환을 진료하고 있었다. 신종 플루 역시 이전의 인플루엔자와 크게 다르지 않다는 내용의 자료를 만들어 환자분들에게 나눠주며 혼란스러워하는 대중들을 안심시키려고 노력했다. 하지만 한 연예인의 아들이 신종 플루로 사망했다는 보도가 있고 나서 대중들의 공포는 확산되었고, 이러한 보도는 '아, 돈 많은 연예인의 아이도 플루에 걸리면 사망할 수 있구나'라는 대중들의 인식을 일깨우며, 이런 무서운 질병은 걸리지 않는 것이 최선이라는 생각을 국민들의 머릿속에 심어주었다.

내 기억으로는 이때부터 호흡기 질병을 대하는 대중들의 시각과 자세가 바뀌기 시작했던 것 같다. 그 이전에는 인플루엔자도 감기처럼 사람들에게 큰 공포를 주지 못하는 질병이었고, 의료인들도 인플루엔자를 굳이 감기와 구별하지 않았다. 하지만 이 시기 이후로 플루와 감기를 구분하기 시작했고, 플루 검사를 하기 시작했으며, 플루 예방접종이 노인과 유아에게는 필수 예방접종으로 지정

되었다. 우리가 슈퍼전파자라는 용어를 처음 사용하기 시작한 것도 이 시기 이후부터이고, 이때부터 우리는 전염병을 막아야 하는 질병 또는 막을 수 있는 질병으로 인식하게 되었다. 그렇게 신종 플루는 전염병에 대한 막연한 두려움만 남긴 채 우리의 기억 속에서 사라졌다.

인플루엔자바이러스는 어디에 있을까?

그로부터 10년. 우리는 또 한 번 새로운 전염병 사태로 큰 혼란을 겪고 있다. 지난겨울 시작된 코로나19 사태에도 시간은 흘러 봄과 여름, 가을이 지나고 곧 겨울이 찾아올 것이다. 그리고 겨울이 오면 언제나 그랬듯이 다시 인플루엔자가 유행할 것이다. 아직은 계절이 계절인지라 인플루엔자 환자를 만나기가 쉽지 않은데, 매년 겨울마다 기승을 부리던 인플루엔자바이러스가 따뜻한 봄 햇살과 함께 사라졌다가 차가운 겨울바람을 몰고 다시 찾아오는 것을 보면 신기하기까지 하다. 작년 겨울 많은 이들을 병들게 했던 인플루엔자바이러스들은 어디로 사라졌을까? 아니, 그보다 올겨울에 유행할 인플루엔자바이러스는 지금 어디에 숨어 있을까? 추운 계절에 유행하는 바이러스이니 추운 나라에 머물다가 우리나라도 추워지면 바람을 타고 날아드는 것일까? 아니면 매년 겨울 북쪽 지방에서 들어오는 관광객이나 유학생이 전파하는 것일까? 그도 아니면 겨울 철새가 옮기는 것일까? 그렇다면 겨울을 맞아 다시 공항을 폐쇄하고, 추운 나라에서 들어오는 관광객이나 유학생, 교민들의 입국을 막거나 격리를 하고, 날아오는 철새들을 살처분하면 우리는 인플루엔자 없는 세상에 살게 될까?

우리는 코로나바이러스의 치사율과 인플루엔자의 치사율을 많이 비교한다. 아마도 인플루엔자가 호흡기 질환 중에서 사망률이 높기 때문이 아닐까 싶다. 그렇다면 우리는 왜 여태껏 인플루엔자에 의한 사망자를 줄이려는 노력을 기울이지 않았을까? 인플루엔자도 코로나19처럼 겨울에 맨 처음 발병하는 환자를 찾아 동선을 파악하고 접촉자를 검사하여 확진자를 찾아내고 사회로부터 격리시키면 사망률을 낮출 수 있지 않을까? 첫 환자가 발생한 지역을 폐쇄하고, 그곳을 방문했던 사람들을 검사하고, 학교를 휴교시키면 사망률을 줄일 수도 있을 것 같은데 왜 안 할까? 어차피 '신종' 바이러스도 아니고 매년 일어나는 일이니 그냥 우리가 감수해야 하는 일이라 생각하는 것일까?

인플루엔자를 막지 못하는 이유는?

우리가 겨울마다 유행하는 인플루엔자바이러스의 전파를 막지 않는 이유는 인플루엔자바이러스가 겨울마다 외부에서 유입되는 바이러스가 아니기 때문이다. 즉 인플루엔자바이러스는 더운 여름에도 환자가 많지 않아 존재가 잘 드러나지 않을 뿐, 우리 주변을 계속 떠돌고 있으며, 우리의 몸속에서도 발견되는 바이러스다.

그럼 왜 여름에는 인플루엔자 환자가 없을까? 인플루엔자바이러스는 우리의 하기도(下氣道), 그러니까 공기가 지나가는 통로 중 목보다 아래쪽의 기관지와 폐에서 증식하는 바이러스다. 따라서 코로 나바이러스와 같은 일반 감기 바이러스가 증식하는 코와 목의 세 포들은 이 바이러스들에게 매력 있는 존재가 되지 못하고, 기관지 와 폐가 있는 하부 기도(下部氣道)에서 인플루엔자가 증식할 수 있 는 환경을 제공해야 질병을 일으킬 수 있다. 그럼 인플루엔자가 증 식할 수 있는 하기도의 환경은 무엇을 말하는 것일까? 그 답은 바 로 우리 하부 기도의 온도에 있다. 기관지와 폐가 있는 하부 기도는 평소 37도 이상의 온도를 유지하는데, 인플루엔자가 증식하려면 이 곳의 온도가 평소보다 낮아야 한다.[99] 그런데 한낮의 온도가 30도 를 훌쩍 넘는 여름은 공기 온도가 높아서 호흡에 의해 하기도의 온 도가 잘 떨어지지 않는다. 물론 코와 목이 있는 상부 기도는 평소의 온도도 33도 이상 올라가기 힘들고 에어컨 바람만 잠깐 쐬어도 쉽 게 온도가 떨어져 여름에도 감기는 걸릴 수 있지만, 우리 몸 깊숙한 곳에 있는 하부 기도는 여름철에 에어컨 바람 조금 쐬는 정도로는 온도가 잘 떨어지지 않기 때문에 인플루엔자가 증식할 환경을 쉽게 제공하지 않는 것이다. 물론 영하의 냉동고 안에서 반팔·반바지를 입고 근무한다면 일어날 수도 있겠지만, 그런 사람들은 많지 않으 니 여름철에는 인플루엔자 환자가 적을 수밖에 없다.

그러다 가을이 지나고 겨울이 되어 영하의 날씨가 찾아오고, 특 히 겨울이라도 포근한 날씨가 이어지다 갑자기 추워져 수은주가 영 하로 떨어지고 차디찬 공기가 우리의 폐로 들어오면 하부 호흡기의 온도가 떨어진다. 이때 더운 계절 동안 숨을 죽이고 있던 인플루엔자바이러스가 증식할 수 있는 기회를 얻어, 동시다발적으로 인플루엔자 환자들이 발생하는 것이다.

인플루엔자는 전염되지 않았다!

그렇다면 겨울에 포근하던 날씨가 갑자기 추워져 인플루엔자 환자들이 폭증했을 때, 동시에 발병한 환자들은 누구에게서 이 병을 옮은 것일까? 겨울에 날아든 철새나 길고양이로부터 옮은 것일까? 그리고 이렇게 최초 발생한 인플루엔자 환자 주변에서 2차로 발생하는 인플루엔자 환자는 모두 맨 처음 걸린 환자로부터 감염되었다고 말할 수 있을까? 이 두 가지 의문을 입증하기란 쉽지 않은 일이다. 왜냐하면 이를 입증하려면 먼저 다음 질문에 답을 해야 하기 때문이다.

1. 첫 번째 발병한 환자에게 인플루엔자를 옮긴 생명체는 무엇인가?
2. 두 번째 발병한 환자의 몸에는 원래 인플루엔자바이러스가 없었나?

이 두 가지 질문에 명확히 답해야 하는데, 아마 그 누구도 답하기는 어려울 것이다.

눈치 빠른 분들은 여기서 재밌는 사실 하나를 발견할 듯싶은데, 그게 무엇일까? 그것은 바로 새로운 바이러스나 새로운 질병이 나타났다는 보도가 나올 때마다 공통적으로 등장하는 최초 감염자이자 최초 전파자다. 그게 누굴까? 그것은 바로 말 못 하는 동물들이다. 신종 플루는 새와 돼지, 메르스는 낙타, 코로나19는 사향고양이와 박쥐 등이 원인을 제공한 동물로 지목되었다. 신종 전염병의 창궐을 말하는 이들은 대부분 이 질병이 접촉에 의한 감염으로 확산된다고 주장하는데, 이를 입증하려면 첫 번째 감염자가 누군지와 이 바이러스가 어떻게 탄생했는지를 밝혀야 한다. 그때마다 단골로 등장하는 논리가 "원래 존재하고 있던 바이러스가 동물을 통해 변이를 일으켰다"는 입증하기 어려운 가설이었다. 이렇게라도 하지 않으면 누가 제일 먼저 이 병에 걸렸는지에 대한 논란이 끊이지 않을 테니 아마도 그들에게는 다른 선택의 여지가 없었을지도 모른다.

그런 이유로 매년 반복되는 인플루엔자도 최초 감염자가 누구에게서 병이 옮은 것이냐를 따지려면 결국 동물 이야기를 할 수밖에 없다. 하지만 그런 이야기를 매년 만들어낼 수 있을까? 혹 매년 출연할 동물의 순서가 이미 정해져 있는지는 몰라도, 이 방법을 매년 사용한다면 아무도 믿지 않을 것이다. 이 때문에 매년 유행하는 인플루엔자는 그 기원을 굳이 찾지 않고 은근슬쩍 그냥 넘어가는 것이다. 수두도, 수족구도, 다른 유행병들도 모두 마찬가지다.

그런데 코로나바이러스는 왜 이렇게 유독 소란을 피울까? 이 바이러스가 확산 속도가 빠르고 젊은 사람들에겐 안전하지만 노인들에게는 위험하다는 것이 그들의 군색한 변명이었다. 하지만 겨울에 유행하는 인플루엔자바이러스도 코로나바이러스만큼이나 확산 속도가 빠르다. 그리고 인플루엔자 사망률도 65세 이상 노인에 90% 이상 집중되어 있다. 그렇게 따지면 인플루엔자 또한 젊은 사람에겐 상대적으로 안전하고 노인들에겐 위험한 바이러스가 된다.[100] 그런데 인플루엔자바이러스가 어디서 왔는지, 어디로 가는지, 그리고 누가 먼저 시작하고, 어느 지역부터 확산되며, 어떤 집단이 확산시키는지 알려고 하지 않는다. 아니, 알 수 없다는 것이 정확한 표현이다.

혹시 우리 몸속에 있는 것으로 추정되는 380조 개의 바이러스 가운데 플루를 일으키는 인플루엔자바이러스와 감기를 일으키는 리노바이러스나 코로나바이러스도 모두 포함되어 있는 것은 아닐까?[101] 다만 질병을 일으킬 만한 환경이 주어지지 않아 검사에서 확인될 정도로 그 수가 늘어나지 않을 뿐, 누가 누구에게 굳이 옮기지 않아도 우리 몸의 환경이 그들이 살기에 적합한 환경만 제공하면 언제든 증식하여 질병을 일으키는 것은 아닐까? 그렇지 않다면 인적이 없는 깊은 산중에 홀로 사는 '자연인'이나, 두문불출하고 외부인과의 접촉 없이 살아가는 사람은 한겨울에 난방도 없이 춥게 살아도 동사(凍死)는 할지언정 감기나 플루에는 걸리지 않아야 할 테니 말이다. 하지만 그런 일이 가능할까?

현재 전 세계 의료계와 보건 당국은 코로나바이러스가 원래부터 우리 몸속에 있었는지 없었는지에 대한 근거는 전혀 내놓지 않은 채, 이 병에 먼저 걸린 사람이 다른 사람에게 전파했다는 말만 되풀

이하고 있다. 중국 우한에 있는 박쥐가 일곱 명의 사람에게 이 바이러스를 옮겼으며, 단 일곱 명의 사람이 전 세계 수천만 명에게 이 바이러스를 전파했다고 주장하는 만화 같은 스토리를 쓰고 있는 것이다. 그리고 전 세계 사람들은 이 이야기를 정말 거짓말처럼 사실로 받아들이고 있다.

슈퍼전파자는 과연 존재할까?

현재 우리나라에서 아무 증상이 없는 사람은 스스로 검사 비용을 지불하지 않는 한, 자신이 코로나바이러스 감염자인지 아닌지 확인할 방법이 없다. 그런데 매일 언론에서는 무증상 감염자가 잇따라 나온다고 말하고 있다. 아무 증상이 없는 사람은 검사도 해주지 않는데 어떻게 무증상 감염자는 계속 늘어날 수 있을까?

다음 그림을 한번 보자. 택시 기사의 아내 갑순이는 동창 모임에 다녀왔다. 그런데 며칠 후 문자를 한 통 받았다. 동창 모임에 참석했던 친구 중 한 명이 코로나 확진 판정을 받았으니 갑순이도 검사를 받으러 오라는 내용이었다. 갑순이는 아무 증상이 없었지만 선별 진료소를 찾아가 검사를 받았고, 코로나19 감염자로 확진 판정을 받았다. 이후 갑순이의 아들과 남편이 검사를 받아 코로나19 감염자로 확진되었고, 아들과 함께 노래방에 갔던 친구들, 그리고 남편의 택시를 탔던 손님들이 검사를 받았다. 그중 몇 명은 확진 판정을 받았다.

갑순이의 아들 친구 중 한 명이 보습 학원을 다니고 있어 그 반

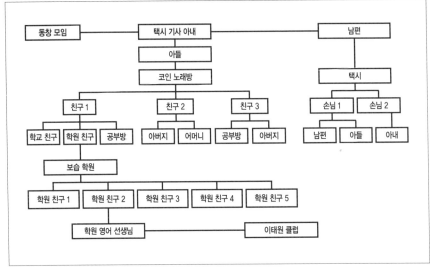

택시 기사 아내 관련 코로나바이러스 감염 현황

친구들도 검사를 받았고 그중 몇 명이 또 확진 판정을 받았다. 물론 이 아이들도 아픈 곳은 없었다. 요즘은 학원 입구부터 발열 체크를 하고 기침이라도 한 번 하면 중환자 취급을 하면서 등원을 막기 때문에 조금이라도 감기 증상이 있으면 학교나 학원에 갈 수가 없다. 당연히 학원 선생님들도 검사를 받았고 그중 한 선생님도 확진 판정을 받았다. 그런데 이런, 그 선생님이 지난 주말에 이태원의 클럽을 다녀왔다고 한다.

이 일이 일파만파로 퍼져 아이들은 다니던 학교를 쉬고 학원은 잠정 폐쇄되었으며, 아무 생각 없이 동창 모임을 다녀온 택시 기사의 아내 갑순이는 이 사건의 원흉으로 지목되어 사회적 지탄을 받았다. 갑순이의 아들은 친구들과 멀어지게 되었고, 갑순이의 남편은 택시 회사에서 해고되었다. 이 사건으로 잘 마무리될 것 같던 코로나19 사태는 다시 긴장 상태로 접어들었다.

이태원 클럽 이야기의 진실

이 이야기는 우리 사회에서 아무 증상 없이 잘 지내던 정상인이 갑자기 코로나 검사를 받은 후 무증상 감염자가 되는 과정을 설명하기 위해 사회적 이슈가 되었던 이태원 클럽 이야기를 각색하여 만들어본 글이다. 단, 전파 순서는 거꾸로 구성되어 있다. 원래 언론에 실렸던 그림은 이태원 클럽에 다녀온 학원 강사가 슈퍼전파자가 되어 학생들에게 코로나를 퍼뜨렸고 그중 한 학생이 노래방에

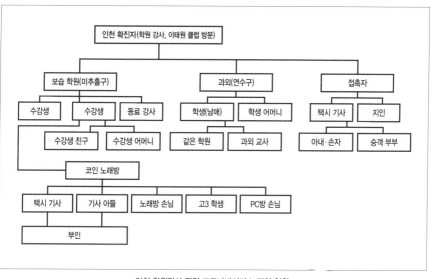

인천 학원강사 관련 코로나바이러스 감염 현황

갈 때 탔던 택시 기사와 그의 아내 그리고 아들에게까지 바이러스를 확산시켰다는 순서의 그림이었다.

이야기의 순서를 거꾸로 구성한 이유는 코로나19 사태 내내 우리가 놓치고 있는 매우 중요한 사실 중 하나인 '바이러스가 전파되는 순서'를 설명하기 위해서다. 현재 우리나라에서 시행하는 항원검사법(PCR법)은 정확한 검사가 이루어졌을 때 검사를 받는 사람이 바이러스에 감염되었는지 여부는 확인할 수 있지만, 감염자들 사이의 전파 경로와 선후 관계는 따질 수가 없다. 누가 먼저 이 바이러스에 감염되었고, 누구에게 바이러스를 전파했는지 특정할 방법이 전혀 없다는 뜻이다. 바이러스에 어디서 왔다는 출처가 기록되어 있는 것도 아닌데, 누가 누구에게 옮겼는지 어떻게 알 수 있겠는가?

그러니 기사에서는 이태원 클럽을 방문한 학원 강사가 학생들과 택시 기사 등에게 코로나바이러스를 전파한 것처럼 보도되었지만 실제로는 이 중 누가 누구에게 바이러스를 퍼뜨렸는지, 누가 먼저이고 누가 나중인지 확인할 방법이 없다. 그런데 우리나라에서는 지금 바이러스 전파의 선후 관계를 먼저 검사받은 사람이 나중에 검사받은 사람에게 퍼뜨린 것으로 규정하고 있다. 그야말로 비상식적이고 비과학적인 추론 방식이다. 바이러스가 발송지와 배송지가 쓰여 있는 택배 상자도 아닌데, 어떻게 이것이 어디에서 어디로 옮겨갔는지 특정할 수 있단 말인가?

만약 인플루엔자처럼 드러나는 증상이 분명해서, 한집에 사는 갑순이가 열이 난 다음 날 갑돌이가 열이 나고 그다음 날 갑돌이의 어머니가 열이 났다면 그나마 갑순이가 갑돌이에게, 그리고 갑돌이가 어머니에게 옮겼다고 억지로 선후 관계를 끼워 맞출 수도 있을 것이다.* 하지만 병원성과 독성 그리고 항원성이 약한 코로나바이러스는 무증상 감염이 흔하고 숙주의 면역 반응 속도가 느리며 그 속도도 감염자의 건강 상태와 연령에 따라 달라지기 때문에 질병의 선후 관계를 따질 방법은 전혀 없다.

그러므로 이 검사를 통해 바이러스의 유무를 검사할 수 있다 해도 전파의 선후 관계를 따지고 순서도를 그리는 것은 컴퓨터나 검사 장비로 할 수 없기 때문에, 이런 그림을 그리려면 누군가 개입하여 상상력을 발휘해야 한다. 그러니 전파의 선후 관계를 결정하는 사람의 상상력에 따라 이 하나의 그림으로도 수십 수백 가지 조합의 그림을 그려낼 수 있는 것이다. 그런데 언론에 보도된 그림과 앞의 그림 중 어떤 것이 더 사실에 가까운지 판단할 수 있을까? 아니, 그보다 아무 증상도 없이 건강한 상태에서 동창 모임을 다녀온 갑순이나 이태원 클럽을 다녀온 학원 강사가 온 국민의 지탄을 받는 것이 옳은 일일까? 아마도 대중들은 이 그림의 첫 번째 위치에 이태원 클럽의 강사가 아니라 노래방을 다녀온 학생이 있었다면 모두 그 학생을 나무라며 "이 시국에 무슨 노래방이냐?" 할 것이고, 만약 그 위치에 택시를 탔던 중국인 승객이 있었다면 국경을 폐쇄하

● 　이해를 돕기 위해 인플루엔자로 예를 들었으나, 인플루엔자도 이렇게 선후 관계를 따질 수는 없다.

지 않은 정부를 원망하며 "거봐, 중국에서 온 사람들이 문제잖아"라고 할 것이며, 과외를 받은 쌍둥이 남매가 그 자리에 있었다면 "이 시국에 무슨 과외냐, 공부가 대수냐"라고 나무랄 것이다.

그런데 이 그림에 있는 확진자 대부분은 자신이 코로나19에 감염된 사실을 모른 채 학원도 다니고, 택시 운전도 하고, 또 노래방도 가고 클럽도 가고, 과외 공부도 했다. 이들이 조심하지 않은 것이 아니라 조심할 필요가 없었다는 뜻이다. 이처럼 이들 사이에 누가 먼저 코로나19에 감염되었는지는 아무도 알 수 없고, 원래 알 필요도 없는 일인데, 이 중 한 명이 이 그림의 제일 윗자리에 올라갔다고 해서, 누군가 의도적으로 그림을 그렇게 그렸다고 해서 그 한 사람이 중죄인이 되어 온 국민의 지탄을 받는 것이 상식적으로 이해할 수 있는 일인가?

그럼 왜 언론 보도에서는 하필이면 이태원 클럽을 다녀온 강사가 이 그림의 제일 꼭대기로 올라갔을까? 물론 그 이유는 이 그림을 그린 사람의 마음이니 무어라고 단정 지을 수는 없을 것이다. 하지만 분명한 사실은 학원에 다녀온 학생, 손님을 태운 택시 기사, 노래방에 갔던 학생, 동창회에 다녀온 갑순이 등이 아닌 이태원 클럽에 다녀온 학원 강사가 이 그림의 맨 윗자리를 차지함으로써 점차 이 사태에서 멀어지던 국민들의 시선이 다시 코로나19 사태에 집중되기 시작했으며, 국민들이 느끼는 긴장과 공포 그리고 이 사건에 대한 분노가 최고조에 달했다는 점이다.

사회적 거리 두기의 효과는?

우리는 매년 봄마다 황사 때문에 곤란을 겪는다. 화창한 봄 햇살을 기대하고 창밖을 봤는데 뿌연 모래 먼지들이 떠다니는 하늘을 보면 왠지 기분까지 우울해진다. 이 황사는 어디에서 오는 걸까? 황사의 발원지는 여러 곳이지만 그중에서도 내몽고가 주된 발원지로 지목되고 있다. 우리나라에서 내몽고는 직선거리로 1261킬로미터나 떨어져 있는데 이 먼 거리를 바람을 타고 날아오는 먼지라니, 살아 있지 않은 무생물이지만 그 여정이 대단하다. 그런데 황사 입자는 얼마나 작고 가볍기에 이토록 먼 거리를 바람을 타고 이동할 수 있을까?

황사 입자의 크기는 우리에게 '친숙'한 미세먼지($\leq 10\,\mu\mathrm{m}$)의 크기와 비슷하다. 현재 코로나바이러스를 옮긴다는 비말($\leq 100\,\mu\mathrm{m}$)이 불과 2미터도 못 가서 바닥에 떨어지는 데 반해 황사는 그 크기가 작아 먼 거리를 여행할 수 있다. 그렇다면 황사보다 더 작은 에어로졸($\leq 5\,\mu\mathrm{m}$)이나 초미세먼지($\leq 2.5\,\mu\mathrm{m}$), 바이러스($\leq 0.1\,\mu\mathrm{m}$) 등은 어떨까?

워낙 언론에서 바이러스 전파의 원흉으로 비말을 꼽는 바람에 많

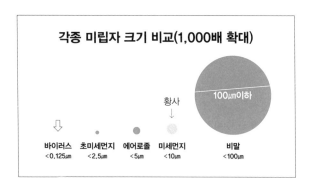

은 분들이 우리가 기침이나 재채기를 하면 마치 100㎛ 크기의 비말만 배출되는 것으로 생각하는데 실제 우리가 이러한 생리 현상을 통해 뿜어내는 물방울은 1㎛에서 1000㎛까지 그 크기가 제각각이다. 그리고 다양한 크기의 분비물들은 그 크기에 따라 공기 중에 떠 있는 시간이 천차만별이다. 1000㎛ 방울은 0.3초 만에 1미터 아래로 떨어지지만, 100㎛의 방울이 1미터 떨어지려면 3초가 걸린다. 10㎛의 방울은 300초가 걸리고 1㎛의 방울은 3만 초가 걸린다.[102] 물론 비말보다 작은 크기의 물방울들은 입 밖으로 배출되는 순간, 수 초 안에 수분이 증발하고 그 안에 담긴 미립자들은 공기 중을 떠다니기 때문에 물방울이 바닥에 떨어지는 시간을 계산하는 것도 별 의미가 없다.

따라서 비말이 2미터까지 날아갈 수 있으니 2미터를 떨어져 있으라는 사회적 거리 두기는 이러한 사실을 근거로 볼 때 진정한 의학적 가치가 있는지 의문스럽다. 큰 물방울들이 떨어진 다음에도 내

주변에는 작은 물방울들이 떠다니고 그마저도 수분이 증발되어 물방울 속에 있던 더 작은 미립자들이 주변을 맴도는데, 타인과 2미터 거리를 유지하여 큰 물방울을 피한다고 해서 과연 질병의 전파를 막는 효과적인 방법이 될 수 있을까?

또한 큰 물방울조차 내가 바람을 등지고 서 있는지 마주 보고 서 있는지에 따라 실효성이 달라질 텐데 그럼 우리는 비말을 피하기 위해 매일매일 풍향과 풍속을 기억하고 서풍이 부는 날은 서쪽으로 재채기를 하고, 바람이 강한 날에는 사회적 거리를 5미터로 늘리며, 바람을 맞으며 걸을 땐 안전을 위해 뒤로 걸어야 할까?

이러한 사회적 거리 두기가 의학적으로 실효성이 부족하다는 것은 앞에서 여러 번 인용한 감염학 교과서만 봐도 이해할 수 있다. 이 책에는 호흡기 바이러스의 전파 경로를 다음과 같이 세 가지로 설명하고 있다.

일반적으로 호흡기 바이러스는 작은 입자 물방울인 에어로졸, 큰 입자 물방울인 비말 그리고 직접 접촉 세 가지 메커니즘으로 전파된다.

작은 입자 물방울인 에어로졸은 가라앉지 않는 물방울 핵을 형성하며 공기에 의해 비교적 먼 거리까지 전파될 수 있으며, 이러한 에어로졸이 인체에 흡입되면 그 크기가 작기 때문에 기도의 하부까지도 도달할 수 있다.

기도에서 형성되는 비말이라 불리는 큰 입자의 물방울들은 빠르게 가라앉기 때문에 비교적 짧은 거리에서만 전파가 가능하며, 인체에 흡입되어도 직경이 크기 때문에 상부 호흡 기관에 의해 여과되며 하부 호흡 기관까지 도달하지 못한다.

직접 접촉은 오염된 물질과의 접촉 및 대인 접촉을 의미한다.[103]

감염학 교과서에서는 바이러스의 전파 경로를 작은 크기의 물방울인 에어로졸(≤5㎛)과 큰 크기의 물방울인 비말(≤100㎛) 그리고 직접적인 대인 접촉 세 가지로 보고 있으며, 물방울의 크기에 따라 공기를 타고 전파될 수 있는 거리와 인체 내에서 도달할 수 있는 위치에도 차이가 난다고 설명하고 있다. 즉 호흡기 바이러스는 질병관리청이 말하는 것처럼 큰 물방울인 비말뿐만 아니라 훨씬 더 작은 물방울인 에어로졸에 의해서도 얼마든지 전파될 수 있으며, 이 에어로졸은 바람을 타고 1200킬로미터나 이동하는 황사 입자(≤10㎛)보다도 작기 때문에 사람의 입 밖으로 나왔을 때 얼마나 짧은 시간에 얼마나 멀리 갈지 알 수 없으므로 조심하거나 피하고 싶어도 그럴 수 없다는 점이 중요하다.

또한 에어로졸은 크기가 작아 기도와 기관지를 지나 하부 호흡기인 폐까지 도달하여 바이러스를 전달할 수 있지만 비말은 크기 때문에 호흡기로 들어온다 해도 하부 호흡기인 폐까지 내려가기 전에 코와 목 그리고 기도의 점막에 흡착되어 하부 호흡기까지 바이러스를 전달할 수 없다는 점도 중요하다. 따라서 대중들이 두려워하는 중증 폐렴의 발생은 현재 여러 가지 방법으로 피하려고 애쓰는 비말에 의한 것이 아니라 우리가 알지 못하는 사이에 몸속으로 들어오는 에어로졸에 의한 것임을 이해할 수 있다.

이 두 가지 사실을 놓고 볼 때 현재 질병관리청이 코로나 전파를 막기 위해 시행하고 있는 사회적 거리 두기 그리고 확진자의 자가 격리 및 동선 찾기 등 바이러스 전파의 원인을 밀접 접촉자로 한정하여 시행하고 있는 몇 가지 방역 정책은 의학적 근거가 있는 효과적인 방역 수단인지 의문을 제기하게 된다. 물론 코로나바이러스가 전혀 심각하지 않은 바이러스[104]이고, 이 바이러스에 의해 중증 폐렴이 발생하기 어렵다는 사실은 이미 여러 번 설명했으므로 이러한 방역 정책의 효과를 검증하는 것 자체가 별 의미 없는 일이지만, 백 번 양보하여 이런 방역 정책이 의미 있는 행위라 하더라도 이런 방법으로는 에어로졸을 통한 감염을 막을 수 없다는 것이 논점의 핵심이다.

그렇다면 왜 에어로졸을 통한 감염은 막을 수 없을까? 어차피 기침과 재채기를 통해 나오는 것은 똑같으니 마스크를 쓰고 아픈 사람들은 멀리하면 되지 않느냐고 생각할 수도 있는데, 물론 기침과 재채기를 통해 배출되는 물방울 중 작은 것들을 에어로졸이라고 부르는 것은 맞지만 미세한 크기의 에어로졸은 기침과 재채기를 통해서만 분출되는 것이 아니다. 우리가 말하거나 숨을 쉴 때, 웃거나 울 때, 노래하거나 소리칠 때에도 에어로졸은 지속적으로 우리 몸 밖으로 배출되며, 당연히 이 안에도 바이러스와 세균 등의 병원체들이 포함되어 있다. 그 때문에 우리가 숨을 쉴 때마다 수많은 병원체들이 우리 몸을 들락거리게 되고, 우리가 이들을 피하고 싶다고 해서 피할 수도 없는 것이다.

이렇게 말하면 또 비말은 커서 바이러스와 세균이 많지만 에어로졸은 크기가 작으니 병원균이 적어 괜찮지 않느냐, 그럼 더 열심히 마스크를 써서 에어로졸도 못 나오게 막으면 되는 것 아니냐고 말할 수도 있다. 하지만 우리는 기침과 재채기를 하루 몇 번밖에 안 하기도 하고, 재채기가 나올 때 입을 가리거나 고개를 돌려 타인의 피해를 줄이려고 노력할 수도 있지만, 숨은 한시도 쉼 없이 하루 종일 쉬고,[105] 작은 에어로졸에 있는 소량의 병원체로도 질병을 일으킬 수 있다.[106] 우리가 숨을 쉴 때 나오는 에어로졸의 80~90%는 크기가 1㎛ 미만이어서,[107] 마스크가 아니라 방독면을 써도 막을 수가 없다. 게다가 입 밖으로 나온 에어로졸은 수 초 안에 수분이 증발되고 에어로졸보다 더 작은 미립자만 남아 공기 중을 떠다니게 되므로 마스크도 방독면도 아무 소용이 없다.

이런 이유로 우리가 살아 숨 쉬는 공간 어디에나 다양한 바이러스가 떠다니고, 우리 모두가 마시는 공기와 내뱉는 공기를 공유하며 동시에 미생물까지도 공유하는 공존과 공생의 관계를 맺고 있다. 그런데 어떻게 특정한 곳에 코로나 감염자 한 명이 왔다 갔다고 해서 그곳을 다녀간 사람들은 모두 검사를 받으라 하고, 감염자가 나오면 모두 먼저 이곳을 다녀간 감염자 때문이라고 확신할 수 있다는 말인가?

마스크로 바이러스를 막을 수 있을까?

코로나19 사태 내내 전 세계에서 우리나라처럼 마스크 착용을 강조한 국가가 또 있을까? 많은 대중들이 우리나라에 사망자가 적은 이유를 국민들이 마스크를 열심히 썼기 때문이라고 생각하는 듯하다. 이는 사실과는 조금 다른데, 물론 마스크가 겨울철 바이러스에 의한 호흡기 질병을 감소시키는 데 일조한 면이 있지만 그 이유는 대중들이 생각하는 것처럼 공기 중의 바이러스를 걸러냈기 때문이 아니라, 마스크가 차고 건조한 공기의 유입을 막아주고 코와 목 등 호흡기의 온도와 습도를 높여 바이러스가 증식하기 어려운 체내의 환경을 만들었기 때문이라고 보는 게 옳다. 그 대가로 뒤에 말할 여러 가지 문제를 떠안게 되었지만 말이다.

대중들은 바이러스의 크기를 가늠할 수 없기 때문에 촘촘한 마스크를 쓰면 이들을 걸러낼 수 있다고 생각하지만 바이러스는 초미세먼지보다 훨씬 작은 나노 입자인 까닭에 마스크로 바이러스를 걸러낸다는 것은 불가능한 일이다. 이런 이유로 마스크가 질병의 방어에 효과가 있는지를 연구하는 논문들도 대부분 바이러스가 마스크의 필터에 걸러지는지 확인하는 것이 아니라 마스크를 썼을 때와 쓰지 않았을 때 사람이 질병에 걸릴 확률을 계산하는 방법으로 작성되고 있으며, 이 논문들은 여과율이 높은 마스크와 그렇지 않은 마스크들이 질병의 예방 효과에는 아무런 차이가 없음을 이미 밝히기도 했다.[108]

그런데 왜 우리는 여과율이 높은 마스크를 찾아 쓰게 되었을까? 그 이유는 코로나19 사태 초기에 정부와 질병관리청 그리고 의료계에서 이번 코로나바이러스의 감염 경로를 대인 접촉에 의한 감염으로 한정지어 발표했기 때문이다. 실제로 바이러스는 무수히 공기 중을 떠다니며 우리 몸을 자유롭게 들락거리는데도 불구하고, 언론과 질병관리청은 기침이나 재채기를 하는 사람들이 바이러스를 뿜어내며 주변인을 감염시킨다고 홍보했다. 그리고 이를 막을 방법은 사람들과 거리를 두고 떨어져 있거나 마스크를 써서 이물질의 유입을 막는 방법밖에 없다고 하니 너도나도 마스크를 사서 쓰기 시작한 것이다. 또한 대중들의 상식으로 바이러스는 아주 작아서, 될 수 있으면 촘촘한 마스크를 구해 쓰는 것이 최선의 방어라고 생각했을 것이다.

그리고 이때부터 질병관리청은 갈팡질팡한다. 대중들이 이처럼 마스크에 집착할 줄 몰랐는지 마스크 품귀 현상이 빚어지자 정부와 질병관리청은 촘촘한 마스크를 쓰라고 했다가 면마스크를 쓰라고 했다가 또 건강한 사람은 안 써도 된다 하고, 1회용 마스크로 2~3일을 사용하라는 등 그야말로 오락가락하기 시작한 것이다.

잘못된 방향으로 전개되는 이 일을 바로잡아야 할 의료계도 실제로 마스크가 바이러스를 차단할 수 있다고 생각하는 것은 아닌지 의심스러울 정도로 아무 말도 하지 않고 정부의 정책을 따라갔다. 질병 확산 위험이 있다며 대중들에게 모여 있지 말라고 하던 정부도 마스크를 사기 위해 아침부터 길게 줄을 서는 사람들을 보고 많이 당황했던 것 같다. 사람들은 너도나도 여과율이 높은 마스크를 사려고 아침마다 약국 앞에 장사진을 쳤고, 국민들은 마치 긴 전쟁에 대비해 식량을 비축하듯 마스크를 사 모으기 시작했다. 그럼 그렇게 사 모은 마스크는 실제로 바이러스를 걸러낼 수 있을까?

바이러스는 얼마나 작을까?

마스크의 효용성을 따지려면 먼저 바이러스의 크기를 알아보고, 그다음엔 마스크가 얼마나 작은 입자까지 걸러낼 수 있는지를 확인해야 한다. 우리가 일상적으로 쓰고 있는 단위 중에 밀리미터(mm)가 익숙하니 밀리미터로 먼저 확인해보자. 현재 코로나19 확산의 원흉으로 지목되는 비말은 0.1mm 이하의 물방울 형태의 분비물로 꽤 큰 편이다. 일반적으로 말하는 미세먼지는 0.01mm 이하, 여러 문헌에서 공기 중에 떠다니며 바이러스를 전파하는 것으로 알려진 에어로졸은 0.005mm 이하이며, 우리 몸속 세균들은 보통 0.0005~0.005mm의 크기이고, 언론에서 초미세먼지라고 말하는 물질은 0.0025mm 이하의 크기다. 코로나바이러스는 바이러스 중에서 크기가 큰 편임에도 불구하고 초미세먼지보다도 최소 20배

미립자 크기 단위

1m = 1,000mm
(mm = 밀리미터)

1mm = 1,000μm
(μm = 마이크로미터)

1μm = 1,000nm
(nm = 나노미터)

* 비말 : 100μm 이하
* 미세먼지 : 10μm 이하
* 에어로졸 : 5μm 이하
* 세균 : 0.5~5μm
* 초미세먼지 : 2.5μm 이하
* 코로나바이러스
  : 0.088~0.125μm = 88~125nm

는 작은 0.000088~0.000125mm다. 상상이 안 될 정도로 작은 크기다.

그런데 '0'이 너무 많아서 밀리미터로 표현하기엔 너무 불편하므로 이런 작은 물질들의 크기를 말할 때는 마이크로미터(μm)라는 단위를 쓴다. 마이크로미터는 1mm를 1000개로 쪼갠 것을 말하는데, 이 단위를 쓰게 되면 비말은 100μm 이하, 미세먼지는 10μm 이하, 에어로졸은 5μm 이하, 세균은 0.5~5μm, 초미세먼지는 2.5μm 이하의 크기를 가진 물질을 말하고, 코로나바이러스는 0.088~0.125μm의 크기로 표현할 수 있다.

그래도 바이러스의 크기를 나타내기에는 번거로워 학계는 다시 나노미터(nm)라는 단위를 사용하는데, 나노미터는 마이크로미터를 다시 1000개로 쪼갠 단위다. 이 단위를 사용하면 소수점을 쓰지 않고 코로나바이러스의 크기를 나타낼 수 있게 되고, 그 크기는 88~125nm로 표기된다.

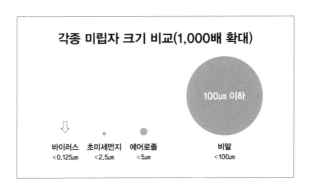

이렇게 작은 바이러스는 500nm 크기의 세균을 걸러낼 수 있는 여과지도 통과한다. 이 때문에 과학계에서 처음 바이러스를 발견했을 때 이 물질을 뭐라고 불러야 할지 몰라 한동안 '여과지로 걸러낼 수 없는 세균'이라고 부르기도 했다.[109] 우리 몸을 구성하는 체세포의 평균 크기가 100㎛라고 하니 이보다 최소 1000배는 작다고 하면 상상할 수 있을까?

말로 설명해서는 상상이 잘 안 될 수 있으니 실제로 그림을 그려보며 설명하는 것이 좋을 듯싶다. 위의 그림은 바이러스와 초미세먼지, 에어로졸, 미세먼지, 비말을 1000배 확대해서 표현한 것이다. 바이러스는 아직 보이지 않는다. 이렇게 보면 비말이 얼마나 큰 물방울인지 이해된다. 이렇게 큰 비말을 막기 위해 KF94 마스크를 쓴다는 것 자체가 아이러니가 아닐까? 물론 그보다 더 황당한 것이 비말을 막으면 바이러스도 막을 수 있다는 생각이지만 말이다. 어떻게 물방울을 막으면 그 안에 떠다니는 미립자까지 막을 수 있다

KF94 마스크와 각종 입자의 크기

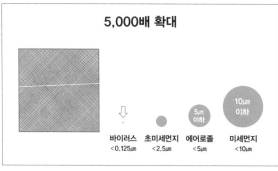

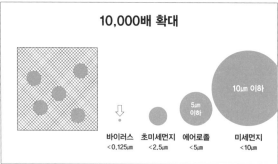

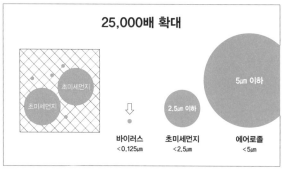

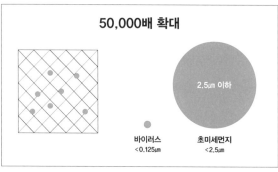

는 생각을 할 수 있을까? 이것은 뒤에서 다시 설명하기로 하고, 그림을 좀 더 확대해보자. 이 그림은 5000배를 확대한 것이다. 이 그림엔 KF94 마스크의 필터를 확대한 그림도 함께 그려보았다.[*] 필터 사이의 간격이 상당히 촘촘하고, 바이러스는 아주 작은 점으로 보이기 시작했다. 비말은 너무 커서 그림에 담을 수 없었다. 초미세먼지는 KF94 마스크에 모두 걸리는 것처럼 보인다. 하지만 이 정도 크기의 입자는 마스크를 쓰지 않아도 우리 폐까지 들어가지 못하고, 코와 목, 기도 등 우리의 호흡기 점막에 대부분 걸린다.

그러나 이 그림만으로는 아직 바이러스가 잘 걸러지는지 알 수 없다. 다음 그림은 1만 배를 확대한 것이다. 바이러스가 점으로 보이기 시작했다. 여러분이 알고 있는 초미세먼지와 비교해봐도 바이러스가 얼마나 작은지 알 수 있을 것이다. 그리고 KF94 마스크 필터에도 바이러스는 전혀 걸리지 않는다.

그럼 좀 더 큰 그림을 그려보자. 2만 5000배 확대한 그림이다. 이제야 바이러스가 확실히 보이기 시작한다. KF94 마스크는 축구 골대에 있는 그물과 비슷하고, 초미세먼지가 축구공만 하다면 바이러스는 골프공 정도 크기로 보인다. 확실히 보기 위해 한 번 더 확대해보자.

5만 배 확대한 그림에서 좀 더 확실히 보인다. 이렇게 보니 초미

---

[*] 이 필터 그림은 이해를 돕기 위해 크기를 가늠하여 도식화한 것이며, 실제 KF94 필터의 형태를 나타낸 깃은 이니다. 실제 KF94 마스크의 필터는 가느다란 섬유가 불규칙한 형태로 겹겹이 겹쳐 있는 형태를 보인다.

세먼지도 꽤 크게 보이는데, 이 그림을 보면 바이러스의 크기가 우리가 상상했던 것보다 훨씬 더 작다는 것을 알 수 있다. 실제로 바이러스는 촘촘한 마스크 필터를 아주 쉽게 통과할 정도로 작다. 골프공이 축구 골대 그물을 통과하듯 말이다. 따라서 애초부터 마스크로 바이러스의 유입을 차단한다는 것은 이론상 검증이 안 되는 이야기다.

혹시 이 내용을 본 분들이 더 높은 여과율의 마스크를 찾지는 않을지 걱정되기도 하는데, 만약 그렇다면 여러분은 숨을 쉬는 데 힘들어질 수도 있다. 가벼운 감기 바이러스를 피하기 위해 숨쉬기를 거부한다면, 이처럼 어리석은 선택이 또 있을까? 물론 숨을 쉬지 않으면 병에 걸리지 않을 수는 있다. 단, 살아 있을 수 없다는 단점이 있지만 말이다.

비말을 막으면 바이러스도 막는다?

앞에서 비말을 막으면 바이러스도 막을 수 있다는 생각은 난센스이며 황당한 발상이라고 말했는데, 이에 대한 보충 설명이 필요할 듯하다.

오른쪽 사진을 잠깐 보면 검은색 차 보닛 위에 먼지가 가득하다. 이 차는 공기 중 먼지가 많은 날, 비를 맞은 차량이다. 먼지들은 빗방울을 타고 차 위에 떨어졌을 것이다. 그런데 물방울은 어디로 갔을까? 그렇다. 모두 증발했다. 그럼 빗물과 함께 떨어진 먼지는 어떻게 되었나? 보다시피 먼지는 그냥 남아 있다. 빗방울은 평

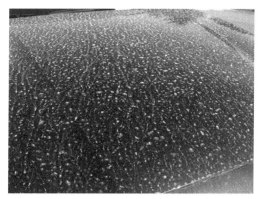

빗물이 마른 후 자동차 보닛 위의 먼지

균 1~6mm의 아주 큰 물방울이고 바닥에 떨어지면 더 크게 뭉쳐서 흐를 정도가 되지만 반나절만 지나도 그림과 같이 먼지만 남긴 채 모두 증발한다. 하물며 0.1mm 이하 크기의 물방울인 비말은 어떨까? 아니, 그보다 더 작은 에어로졸은 어떨까? 물론 그날의 날씨, 그러니까 대기의 온습도에 따라 달라지지만 대부분 수 초 만에 그 안에 있는 미립자들만 마스크 표면에 남긴 채 수분은 증발해버릴 것이다.

그렇다면 마스크 표면에 남게 된 미립자들은 어떻게 될까? 여러분의 호흡을 통해 마스크를 지나 빨려 들어오지 않을까? 이런 이유로 비말을 막는 것과 그 안의 미립자들을 막는 것은 전혀 별개의 문제라고 말했던 것이다. 만약 비말을 막아서 바이러스를 막을 수 있다면 플라스틱 재질의 페이스실드를 쓰지 무엇 때문에 거추장스럽고 호흡을 방해하는 마스크를 쓸까? 물론 여러분이 마스크 대신 페이스실드를 써서 밖에서 들어오는 비말을 차단한다면 아마 질병관리청은 바이러스가 물방울이 아닌 공기에 의해 전파된다고 말을 바꾸며 다시 여러분의 얼굴을 가리게 할 구실을 찾을지도 모른다. 그러니 이젠 마스크로 비말이나 에어로졸을 막으면 바이러스도 막을 수 있다는 질병관리청의 이야기에 더 이상 현혹되는 분들이 없었으면 싶다.

마스크로는 바이러스를 거를 수 없다

이렇게 얘기해도 마스크에 대한 미련을 버리지 못하는 분들이 있다. 어떤 분들은 KF 마스크의 정전기 필터를 언급하며 정전기는 바이러스도 막을 수 있다고 주장한다. 그런데 마스크와 바이러스 사이엔 감출 수 없는 비밀이 하나 더 있다. 이 비밀이 궁금한 분들은 지금 당장 검색창에 '초미세먼지 전자현미경'과 '코로나19 전자현미경'을 검색해보자.

이 두 가지를 검색해보면 조금 특이한 결과를 얻을 수 있다. 초미세먼지의 사진은 마스크 필터나 공기청정기의 필터 그리고 사람의 머리카락에 붙어 있는 사진이 대부분이고, 코로나19의 전자현미경 사진은 대부분 신체 내부, 그것도 장기 내부나 세포 내에서 확인된 모습임을 확인할 수 있다. 이는 무슨 의미일까?

앞에서 PCR법을 설명할 때 의학계에서는 아직 단 한 번도 코로나바이러스의 독립된 개체를 몸 밖으로 추출한 경험이 없다고 말했다. 그래서 전자현미경 사진도 초미세먼지처럼 신체 밖에 있는 것을 찍지 못하고 신체 내부 조직이나 세포에서 관찰되는 모습만 공개하고 있는 것이다. 그런데 왜 우리는 이런 코로나바이러스를 단한 번도 추출하지 못했을까? 바이러스를 추출할 만한 더 좋은 방법은 없을까?

바이러스가 비말에 의해 전파되는 것이 맞고, 마스크로 비말 전파를 막을 수 있으며, 내 옆에 KF99 마스크를 쓴 코로나19 중증 환자가 있다고 가정하자. 이 환자는 쉴 새 없이 기침을 하고 있다. 그럼 이 환자가 쓴 마스크에는 코로나바이러스가 있을까, 없을까? 만약 코로나바이러스가 비말로 전파되는 것이 맞고, 마스크가 바이러스의 전파를 막아줄 수 있다면 이 환자의 마스크에서는 코로나바이러스가 대량으로 검출되는 것이 당연한 일이다. 또한 이 마스크를 전자현미경으로 확대하면 마스크나 공기청정기 필터에서 확인되는 초미세먼지보다 훨씬 더 많은 양의 바이러스를 확인할 수 있을 것이며, 이 마스크를 실험실로 가져가면 바이러스의 추출도 가능할 것이다. 그런데 왜 그런 사진은 한 장도 없고, 왜 한 번도 바이러스 추출에 성공하지 못했을까? 아니, 그보다 왜 그런 실험을 했다는 논문조차 찾아볼 수 없을까?

초미세먼지도 걸러낼 수 있다는 KF99 정전기 필터의 마스크에서 조차 코로나바이러스는 단 한 번도 검출된 적이 없다. 이 정도 증거라면 마스크로 바이러스를 걸러낼 수 없다는 주장을 뒷받침하기에 충분한 근거가 되지 않을까?

계절에 따라 다른 마스크를 써야 할까?

코로나19 사태를 계기로 온 국민이 마스크를 애용하다 보니 마스크에도 종류가 있다는 사실을 알게 되었다. KF80, KF94 같은 고여과율의 의료용 마스크에 대한 수요도 많이 늘었는데, KF는 'Korea Filter'의 약자로 한국 식약처에서 인증한 공인 필터라는 뜻이다. 이들 인증 마스크의 경우 숫자로 성능을 나타내는데, 이물질을 차단할 수 있는 능력을 말 그대로 차단율이라 하고, 마스크와 안면의 밀착된 부위 사이로 새어 들어오는 공기의 비율을 누설률이라고 해서 차단율은 높고 누설률이 낮은 마스크는 이물질을 잘 차단할 수 있지만 들어오는 공기가 적어 숨을 쉬기가 불편하고, 차단율은 낮고 누설률이 높은 마스크는 이물질 차단 성능은 떨어지지만 숨을 쉬기에 편하다는 특성이 있다. 하지만 우리가 정상적인 호흡을 일부 포기해가며 차단율은 높고 누설률이 낮은 마스크를 쓴다 해도 나노입자인 바이러스는 여유롭게 통과할 수 있다는 것은 이미 앞에서 말했다. 처음부터 마스크를 써서 체내로 들어오는 바이러스를 막는 것은 불가능한 일이다.

KF마스크의 차단율과 누설률

	차단율	누설률
KF80	0.6㎛ 크기의 입자를 80%까지 차단	25% 이하
KF94	0.4㎛ 크기의 입자를 94%까지 차단	11% 이하
KF99	0.4㎛ 크기의 입자를 99%까지 차단	5% 이하

그런데 지난여름 기온과 습도가 올라가면서 국민들이 마스크 착용의 불편을 호소하자 질병관리청은 차단율이 높은 고밀도 마스크 대신 필터가 없는 덴탈마스크나 면마스크 등 통기성이 좋은 마스크를 사용하라고 권고했다. 또 일부 정치인들은 망사마스크를 쓴 모습을 언론에 노출시키며 대중들의 시선을 끌어모으기도 했다. 당시 질병관리청은 바이러스가 전염되는 것은 모두 기침과 재채기를 할 때 분출되는 큰 물방울인 비말 때문이라고 발표하면서, 비말만 막으면 바이러스도 막을 수 있다며 대중들에게 얇은 마스크를 사용하라고 권했다. 심지어는 비말이 땅에 떨어지는 거리인 2미터만 떨어져 있으면 실외에선 마스크 착용을 하지 않아도 된다고 말해서 고밀도 마스크를 구하기 위해 거의 6개월을 동분서주했던 국민들의 공분을 사기도 했다.

하지만 KF94나 KF80 같은 고밀도 마스크로도 막을 수 없는 바이러스의 유입과 유출을 과연 덴탈마스크나 면마스크, 망사마스크로 막을 수 있을까? 질병관리청이 언론을 통해 겨울철에 썼던 촘촘한 마스크 대신 통기성이 좋은 마스크를 쓰라고 권장하는 것은 겨우내 고밀도 마스크를 사기 위해 약국 앞에서 추위에 떨었던 국민들의 노력을 폄하하는 행위이자 국민들의 상식 수준을 무시하고 우롱하는 처사처럼 느껴진다. 왜냐하면 계절마다 권장하는 마스크가 달라질 수 있다는 것은 겨울철의 코로나바이러스와 봄철의 코로나바이러스 그리고 여름철의 코로나바이러스가 제각각 다른 병원체여야 가능한 발상이기 때문이다. 혹시 추운 겨울의 바이러스는 크기가 더 작고, 더운 여름의 바이러스는 더 크다는 의미일까? 아니면 반년 가까운 시간을 보내며 바이러스도 아이들의 키가 자라듯 성장했다는 뜻일까?

날씨가 추울 때는 차단율이 높은 필터가 있는 마스크가 바이러스 차단에 효과적이라고 말했다가, 날씨가 더워지자 통기가 잘되는 마스크를 써도 충분하다고 말을 바꿀 수 있다니, 그것도 전염병 사태로부터 국민을 안전하게 보호한다는 질병관리청이 언론을 통해 발표할 수 있다는 사실에 다시 한번 놀라게 된다. 도대체 겨울 코로나바이러스와 여름 코로나바이러스는 어떤 차이가 있는 것일까?

여름철에 마스크가 필요 없는 이유

지난여름 34도의 폭염에도 대부분의 사람들이 숨을 헐떡거리며 마스크를 쓰고 다녔다. 내 평생 화재 훈련을 제외하고 여름에 마스크를 써본 적이 없고, 쓰고 다니는 사람들을 본 적도 없어서 이런 상황을 어떻게 설명해야 할지 난감하다.

바이러스는 들어오지 못하도록 막는 것이 아니라, 바이러스가 쉽게 증식할 수 없는 호흡기의 환경을 만드는 것이 훨씬 더 중요하다. 그 때문에 추운 계절엔 면마스크든 덴탈마스크든 KF94 마스크든 목도리든, 그것이 무엇이든 상관없이 우리의 입과 코를 가려 호흡기의 온도와 습도를 높일 수 있으면 호흡기로 들어온 바이러스의 증식을 어느 정도 억제할 수 있다. 즉 우리가 아무리 마스크로 입과 코를 가려도 바이러스가 들락거리는 것을 막을 수는 없지만, 체내에서 바이러스가 증식할 환경이 조성되지 않으면 질병으로 이어지지 않기 때문에, 무엇으로 코와 목을 가리든 찬 공기의 유입을 가볍게라도 막아주면 바이러스가 증식할 수 있는 기회가 줄어든다는 뜻이다.

그런데 우리나라의 여름 날씨는 어떤가? 기본적으로 많이 덥고 습도 또한 높다. 우리가 여름에 마스크를 쓸 필요가 없는 이유는 우리 주변 공기의 온도와 습도가 상승해서 호흡을 통해 들어온 공기가 호흡기의 온습도를 떨어뜨리지 않으므로 인위적으로 이를 관리할 필요가 없기 때문이다. 낮 기온 34도에 습도 60%인 공기가 우리 콧속으로 들어오는데 이 공기와 함께 바이러스가 들어온다고 한들 질병을 일으킬 수 있을까? 그래서 여름 감기는 개도 안 걸린다는 옛말이 있는 것이고, 여름 감기의 주원인은 바이러스가 아니라 에어컨이라는 얘기도 나오는 것이다.

나는 질병관리청이 여름에도 국민들에게 마스크를 씌울 것이라곤 전혀 상상하지 못했다. 여름에 강아지가 헉헉거리고 우리가 뛰지 않아도 숨을 헐떡거리는 이유는 호흡을 통해 체온을 조절하기 때문이다. 그런데 마스크를 쓰지 않아도 호흡기가 후끈거리는 여름철에 마스크를 쓰라니. 세상에 이런 일이 벌어질 수 있다는 것이 놀라울 따름이다.

마스크의 진짜 부작용은?

코로나19 사태 초기에 마스크를 사기 위해 아침마다 동네 약국에 길게 늘어섰던 줄은 다행히 이제 모두 사라졌다. 수년 전부터 미세먼지에 대한 대중들의 경각심이 높아지면서 마스크에 대한 수요가 늘어난 데다, 언론과 질병관리청이 코로나19 예방 수칙에 마스크 사용을 포함하면서 새로 생긴 풍속이 아니었나 생각한다. 나는 마스크를 썼을 때 얻는 이점보다 단점이 더 크기 때문에 특별한 경우를 제외하고는 환자들에게 마스크 사용을 권하지 않는다. 미국 질병예방통제센터(CDC)나 세계보건기구(WHO)에서도 코로나19 사태 초기에는 건강한 사람에게 마스크 착용을 권하지 않았다. 그 이유는 개인용 마스크가 위생적으로 관리되지 않는 데다가, 마스크 착용으로 바이러스가 들어오는 것을 막을 수도 없으며, 여과율이 높은 마스크의 착용으로 여러 가지 부작용이 발생할 수 있기 때문이다.

그런데 왜 우리나라는 마스크 착용을 권장하고 있을까? 특히 KF80, KF94 등 여과율이 높은 마스크는 노령자나 유아, 질병이 있는 사람들의 건강을 위협할 수도 있는데, 다수의 국민들이 이러한 고밀도 마스크에 집착하는 모습을 보이는데도 누구 하나 나서서 주의를 주지 않고 있으니 이것도 참으로 특이한 현상이다. 물론 추운 겨울에 감기에 걸려 찬 공기를 피해야 할 때나, 천식이 심해서 찬 공기만 마시면 기침이 멈추지 않는 환자들은 일시적으로 마스크를 써서 호흡기의 온도와 습도를 높이는 것이 유리한 경우도 있다. 하지만 이런 경우에도 고밀도 마스크를 쓸 필요는 없고, 면마스크나 1회용 덴탈마스크 정도면 충분하다. 그리고 당연히 날씨가 따뜻해지면 이마저도 필요 없어진다.

마스크의 알려지지 않은 부작용

그런데 몇 년 전부터 미세먼지가 사회적 문제로 떠오르고 코로나19 사태가 시작되면서 차단율이 높은 고밀도 마스크를 쓰고 다니는 사람들이 늘어났다. 고밀도 마스크는 젊고 건강한 사람들에겐 큰 문제가 되지 않을 수도 있으나, 노령자들과 젊더라도 질병이 있는 사람들 그리고 유아들에게는 크게 해로울 수 있다. 유아와 노령자 그리고 기관지 확장증·폐렴·천식 등 폐 질환자, 고혈압·협심증·심근경색·빈맥·부정맥·심방세동 등 심장 질환자, 당뇨 환자,[110] 신부전으로 투석을 받는 환자, 만성 간염이나 간부전 환자 그리고 우울증·불안감·공황 장애 등으로 정신과 치료를 받는 환자나 조현병을 앓는 정신 질환자들[111]이 고밀도 마스크를 장시간 사용하면 급격한 호흡 곤란 증세로 예상치 못한 결과를 얻을 수도 있는데, 이러한 사항은 언론에 잘 공개되지 않고 있다.

만약 이런 환자들이 고밀도 마스크를 쓰면 한 번의 호흡으로 들이쉬는 공기의 양이 줄어들고, 이로 인해 혈액 내 녹아드는 산소의 양이 줄어들어 우리의 몸은 산소 부족 상태에 빠질 수 있다. 이때 우리 몸은 줄어든 산소를 보충하기 위해 숨을 더 가쁘게 쉬고, 신체 각 부분에 부족한 산소를 전달하기 위해 혈액을 더 빨리 보내려고 노력한다.

이 과정에서 호흡과 심장 박동이 빨라지고, 호흡근과 심근의 역할이 늘어나면서 이쪽으로 유입되는 혈액량이 증가하여 상대적으로 간이나 신장 등 다른 장기로 가는 혈액량은 감소한다. 그 결과 간부전이나 신부전 등 다른 장기에 문제가 있던 환자들은 지병이 악화되어 위급한 상황에 처할 수도 있고,[112] 심장 질환을 앓고 있던 분들은 갑자기 빨라진 심장 박동 때문에 심장에 과부하가 걸려 심장마비가 올 수도 있다. 호흡기 질환을 피하려고 마스크를 썼다가 간 질환, 신 질환, 심장 질환으로 치명적인 상황을 맞을 수도 있는 것이다.[113]

그래도 젊은 사람들은 근력이 있어 마스크의 저항에도 불구하고 숨을 쉴 수 있지만 호흡근이 충분히 발달하지 않은 유아나 근력이 부족한 노령자는 정상적인 호흡을 유지하는 데 어려움을 겪을 수도 있다. 특히 노령자들은 젊은이들에 비해 호흡할 때 사용하는 근육의 양이 25% 정도 적고[114] 근력도 떨어지기 때문에 마스크가 없어도 숨이 차오르는 경우가 많은데 고여과율 마스크가 안 그래도 힘든 호흡을 더욱 힘들게 만드는 것이다.

　실제로 노령자들은 마스크를 쓰지 않은 상태에서도 청년들에 비해 약 30% 정도 공기를 덜 마시며 살아간다.[115] 여기에 앞에서 나열한 것과 같은 기저 질환까지 있다면 마스크는 건강을 위협할 정도로 큰 문제를 일으킬 수 있다. 꼭 노령자가 아니어도 폐 질환이 있는 사람들은 혈액 중에 산소 포화도가 정상인에 비해 많이 떨어지는데[116] 이런 사람들에게도 고밀도 마스크는 위험 요소가 될 수 있다. 그러므로 65세 이상의 노령자들이나 평소 심장 질환, 신장 질환, 간 질환, 폐 질환 등 내부 장기 질환이 있는 환자들은 고밀도 마스크를 썼을 때 얻는 것보다 잃는 것이 더 클 수 있다는 점을 잊지 않았으면 좋겠다.

　그리고 또 한 가지, 고밀도 마스크를 쓰면 들이쉬는 숨뿐만 아니라 내쉬는 숨에도 문제가 생기는데, 우리가 호흡을 통해 내뱉는 이산화탄소가 고밀도 마스크 때문에 밖으로 나가지 못하면 체내에 이산화탄소의 농도가 증가하는 이산화탄소 과다증(고탄산혈증)이 생길 수도 있다.

　이산화탄소 과다증은 앞에서 말한 저산소증보다 생명에 더 큰 위협을 가하는 증상으로, 건강한 사람도 폐내 이산화탄소의 양이 정상에 비해 두 배 정도 증가하면 심한 호흡 곤란을 일으키고, 세 배 정도 증가하면 행동이 둔해지고 혼수상태에 빠지며, 네 배 정도로 증가하면 마취 상태가 되어 결국 사망하게 된다.

　더 중요한 것은 폐 속에 이산화탄소의 양이 지나치게 많아지면 이를 배출하기 위해 호흡이 빨라질 것 같지만, 우리 몸은 이산화탄소가 체외로 나가지 못해서 축적된다는 사실을 모르고, 호흡을 통해 혈중에서 폐로 배출되는 이산화탄소가 너무 많은 것으로 오해하여 호흡 속도를 더 늦추게 된다. 이 때문에 이산화탄소는 더욱더 정체하고 우리 몸은 이를 배출하기 위해 큰 숨을 내쉬려 하지만 마스크에 막혀 배출하지 못한 이산화탄소가 다시 증가하고, 또 호흡은 늦춰지는 악순환을 반복하다가 결국 사망에 이른다.[117]

이처럼 고밀도 마스크 때문에 생기는 두 가지 문제, 즉 저산소증과 고탄산혈증은 때로 나이가 많은 기저 질환자들의 생명을 위협하는 위험 요소로 작용할 수 있다. 문제는 이런 분들일수록 지병이 심해지지 않을까 걱정하여 짧은 숨을 몰아쉬면서도 마스크를 더 열심히 쓴다는 점이다. 방송에 나오는 전문 의료인들과 질병관리청이 코로나19는 노령자와 기저 질환자에게 더 위험한 질병임을 강조하고, 사망자의 발생도 노령층에 집중되다 보니 이분들이 잔뜩 겁먹고 바이러스를 좀 더 막아주리라는 생각으로 일반인들에 비해 더 열심히 고밀도 마스크를 찾아 쓰는 것도 무리는 아니다.

만약 그렇다면 국가가 제공한 올바르지 못한 정보로 인해 자신의 생명을 지키려고 가쁜 숨을 몰아쉬며 썼던 마스크가 오히려 부메랑이 되어 자신의 생명을 위협하게 된 것인데, 만에 하나라도 이분들 중에 희생자가 나온다면 잘못된 정보를 제공한 질병관리청은 이에 대한 책임에서 자유로울 수 있을까? 그러니 지금부터라도 질병관리청, 의료인들은 마스크를 썼을 때의 득과 실에 대해 정확한 정보를 전달하려고 노력해야 한다. 특히 노령자와 유아 그리고 고혈압, 당뇨, 심 질환, 폐 질환, 간 질환, 신 질환, 정신 질환 등을 가지고 있는 기저 질환자들이 무고한 피해를 당하지 않도록 고밀도 마스크의 사용을 자제하라고 권고해야 한다.

마스크는 알레르기 비염을 유발한다

그렇다면 마스크를 장기간 쓰면서도 호흡에 큰 불편을 느끼지 않는 일반 사람들은 어떤 부작용을 겪게 될까? 우리의 호흡기, 그중에서도 코는 환경의 변화, 특히 온도와 습도의 변화에 민감하게 반응하며 비강 내의 적절한 온도와 습도를 유지하려고 노력한다. 그런데 마스크는 비강의 온도와 습도를 지나치게 높이고 이 상태를 유지시켜, 이를 스스로 조절하는 코의 정상적인 기능을 무력화하고 발전과 성장을 가로막아, 계절 및 날씨 변화, 심지어는 하루의 일교차와 실내외의 온습도 변화에도 쉽게 적응하지 못하는 비정상적인 코로 바꿔놓는다. 즉 사람들의 코가 마스크를 쓴 고온다습한 환경에 익숙해지다 보니 마스크를 벗었을 때 접하는 낮은 온도와 습도에 제대로 적응하지 못하고 예민하게 반응하여 콧물, 코막힘, 재채기 등의 증상이 심하게 유발되는 알레르기 비염이 생길 수 있다는 뜻이다.

그러나 누군가 사진을 찍어 설명하기 전에는 여러분의 눈으로 그러한 변화를 확인할 방법이 없고 그저 불편한 증상만 남아, 여러분이 겪는 질병이 장기간의 마스크 착용과 어떻게 연관되는지 알 방법이 없다는 것이 안타까울 뿐이다.

마스크를 쓰기 전후의 코의 변화

따라서 이번 기회에 마스크를 쓰기 전후의 코의 변화를 사진으로 비교해보는 것도 좋은 경험이 될 듯싶다. 다음에 소개할 사진들은 코로나19 사태 동안 필자의 한의원을 찾은 환자들의 코를 촬영하여 코로나 이전의 형태와 비교한 것이다. 장기간의 마스크 착용이 코의 기능과 형태에 미치는 영향을 판단하기 좋은 사례가 될 것이다.

실제 사례를 보기 전에 간단히 정상 코와 비정상 코를 구분하는 기준에 대해 알아보자. 225쪽 상단의 왼쪽 사진은 정상 코의 내시경 사진이다. 여러분은 이 코가 전체적으로 붉은색을 띠고 탄력과 윤기가 있으며 네 컷의 사진 중 위쪽 1, 2번 사진과 아래쪽 3, 4번 사진이 대칭의 형태를 보이고, 구조물 사이 벌어진 간격이 일정하다는 점만 확인하면 된다. 의료인들은 이런 형태의 코를 계절의 변화, 날씨와 환경의 변화에 정상적으로 적응할 수 있는 건강한 코라고 말한다.

그리고 오른쪽 사진처럼 색깔이 뿌옇고 울퉁불퉁하고 탄력이 없고 위아래 형태가 다르고 구조물 사이의 간격이 일정하지 않은 코를 망가진 코 또는 비염이 심한 코라고 말한다. 이런 코는 하루 일교차가 큰 날, 날씨가 추워지는 환절기, 실내외의 환경 변화 등에 잘 적응하지 못하고 예민하게 반응하여 콧물·코막힘·재채기 등의 증상으로 불편을 호소하고, 눈과 코를 심하게 비비는 등 알레르기

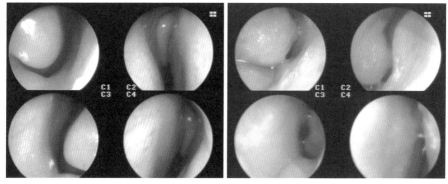

정상 코　　　　　　　　　　　비정상 코

비염, 알레르기 결막염의 양상을 보인다.

　이제 실제 사례들을 확인해보자. 다음 사진들은 마스크를 쓰기 전에는 정상 비강의 형태를 보이던 환자들이 장기간의 마스크 사용 후 내원했을 때 비정상적인 형태로 변한 모습을 보여주는 것들이다.

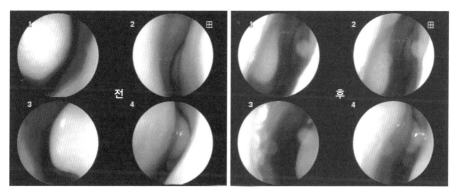

두 살 여자아이의 마스크를 쓰기 전후

앞의 왼쪽은 두 살 여자아이가 마스크를 쓰기 전 사진이고, 오른쪽은 두 달 정도 마스크를 쓰다가 코피를 흘리고 기침을 하며 내원했을 때 사진이다. 좌우 코의 형태가 달라진 것을 확인할 수 있다.

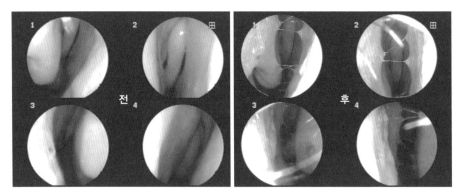

아홉 살 남자아이의 마스크를 쓰기 전후

위의 사진은 아홉 살 남자아이가 마스크를 쓰기 전과 몇 달간 마스크를 열심히 쓰다가 코피를 흘리며 내원했을 때 사진을 비교한 것이다. 이 경우도 형태, 색깔 등에서 좌우 사진의 차이가 많이 나고 있다.

227쪽 상단의 사진은 여섯 살 여자아이가 수개월 동안 마스크를 쓴 뒤 콧물·재채기 등의 증상이 있는 상태에서 내원했을 때 찍은 것이다. 형태도 형태지만 점막의 혈관이 위축되어 색이 뿌옇게 변한 것을 볼 수 있다.

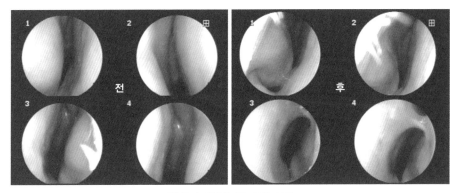

여섯 살 여자아이의 마스크를 쓰기 전후

다음 사진은 40대 여성 환자의 마스크 쓰기 전후를 비교한 것이
다. 어린아이들과 달리 수십 년간 계절 변화를 경험하며 호흡기의
능력을 키워온 어른들의 피해는 아이들에 비해 적은 편이지만 장기
적인 마스크 사용의 부작용은 어른들도 피해갈 수 없다.

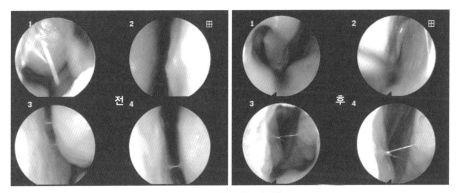

40대 여성의 마스크를 쓰기 전후

이처럼 오랫동안 마스크를 사용한 코들의 마스크 쓰기 전과 후의 사진들을 비교해보면 마스크를 쓴 후의 사진들에 있는 코점막은 색이 뿌옇게 변해 있거나, 울퉁불퉁하게 찌그러져 있고, 탄력이 없으며 구조물 사이 간격이 일정하지 않은 형태를 보이고 있다. 정상적인 형태를 가졌다는 것은 정상적인 기능을 발휘할 수 있다는 의미이고, 형태가 손상되었다는 것은 본연의 기능을 상실했다는 의미가 된다.

안타까운 사실은 이렇게 코점막이 손상된 아이들의 부모님은 혹시나 아이가 무서운 병에 걸리지 않을까 걱정하며 마스크를 열심히 씌웠을 것이라는 점이다. 질병관리청의 말을 믿고 아이들을 전염병으로부터 지키기 위해 열심히 마스크를 씌웠을 텐데, 그 마스크 때문에 아이들의 코가 이렇게 손상될 줄은 상상도 못하지 않았을까? 이 경우에도 올바른 정보를 제공하지 못한 질병관리청은 아이들이 겪게 된 피해에 대한 책임에서 자유롭지 못할 것이다.

요즘 길을 가다 보면 채 돌이 되지 않은 아기가 유모차에 누워 마스크로 입과 코를 가리고 있는 모습을 자주 보게 된다. 그런 모습을 보면 아기 어머니에게 다가가 마스크의 위험에 대해 말해주고 싶지만, 차마 그럴 수가 없다. 왜냐하면 그 어머니 역시 소중한 아기가 혹시 모를 무서운 병에 걸릴까 두려워 아기를 아끼고 사랑하는 마음으로 정성껏 마스크를 씌웠을 거라 생각하기 때문이다. 한편으론 그 어머니의 사랑이 눈물겹지만, 너무 어린 까닭에 숨이 차도 손을 써서 마스크를 벗을 수 없는 아기의 처지가 한없이 눈물겹다.

마스크를 씌우는 이유

마스크의 부작용은 이뿐만이 아니다. 많은 분들이 1회용 마스크를 1일용으로 생각하고 사용하다 보니 오래된 공기청정기의 필터처럼 더러워진 마스크로 하루 종일 코와 입을 덮고 있는 것도 큰 문제가 된다. 그래서 요즘은 어른 아이 할 것 없이 구내염이 흔하고 비강에 농가진(膿痂疹)도 잘 생긴다. 또 코피가 자주 나고, 목이 칼칼하고, 잔기침이 나고, 얼굴이 화끈거리고, 숨이 턱턱 막히고, 두통과 어지럼이 생기는 등 그 부작용은 이루 다 말할 수가 없다. 심지어 요즘 일어나는 호흡기 증상과 안면부의 피부 증상들은 마스크가 원인이 아닌 것이 없을 정도다. 게다가 마스크로 가려진 얼굴 때문에 거리에서 웃음기가 사라진 것도 큰 부작용이라 할 수 있다. 가뜩이나 경제적으로 위축된 상황에서 웃음까지 잃었으니 행인들의 시선은 차갑게만 느껴지고, 거리가 마치 전쟁이 난 것처럼 삭막하게 느껴진다.

이와 같은 부작용을 감수하면서까지 우리는 마스크를 써야 할까? 현재 우리에게 강요되는 마스크는 질병의 전파를 막으려는 것이 아니라 코로나바이러스에 대한 대중의 경각심을 유지하고, 개인과 단체의 사회 활동을 억제하는 수단으로 이용되고 있다는 의심을 지울 수가 없다. 그래서 정부와 질병관리청은 처음부터 대중들이 어떤 마스크를 쓰는지에는 관심이 없었고, 어떤 재질의 마스크라도 쓰기만 하면 된다는 식으로 말했던 것이다.

질병관리청, WHO와 의료계는 더운 날씨에 쓰는 마스크가 바이러스 방어에 아무 효과가 없다는 사실 정도는 잘 알고 있을 것이다. 그럼 왜 그들은 더운 여름에도 마스크를 벗으라는 말 대신 헝겊으로 된 마스크라도 쓰고 다니라는 말을 하는 것일까?

통제의 수단이 된 마스크

마스크에 대한 유튜브 영상을 제작하던 지난여름, 영상을 시청한 구독자 한 분이 이런 말을 했다. "요즘엔 마스크가 출입증이 되어 어디든 실내에 들어가려면 마스크를 써야 한다"고 말이다. 나는 이분이 현 상황에서의 마스크의 역할을 정확히 지적했다고 생각한다. 그렇다. 마스크는 현재 우리 사회의 출입증으로 이용되고 있다. "나는 국가에서 시행하는 방역 규칙을 잘 따르는 깨끗한 사람"이라는 것을 나타내는 출입증, 즉 'Social Pass ID'란 뜻이다.

우리는 신분증이 있어도 마스크가 없으면 그 흔한 마트도 관공서도 은행도 들어갈 수 없게 되었다. 우리가 호흡기를 보호하려고 쓰기 시작한 마스크가 우리의 활동을 통제하는 수단으로 자리 잡은 것이다.

그럼 우리는 언제쯤 마스크를 벗게 될까? 우리가 마스크를 벗으려면 그것을 대체할 검증 수단이 필요하다. 마스크 대신 질병관리청의 방역 수칙을 잘 따르는 사람임을 입증할 증서 같은 것이 필요하다는 말이다.

그 증서에는 우리가 이 질병에 걸렸다 회복한 사람인지, 아니면 무증상 감염자인지, 자가격리자인지 또는 앞으로 나올 백신을 맞은 사람인지 등이 기록될 것이고, 우리는 그 기록을 바탕으로 공공장소에 출입이 가능한 사람인지 확인받게 될 것이다. 물론 어디를 가든 우리가 왔다 갔다는 흔적 또한 남을 것이고, 그 외 또 어떤 정보들이 기록되는지 그 모두를 알 수 없을지도 모른다.

제5장

코로나 치료제의
불편한 진실

인류는 단 한 번도 바이러스 질환 치료제를 제조한 경험이 없다. 코로나19와 동일한 바이러스에 의한 질환인 사스를 겪은 후 20년을 보내며 그 사이 메르스도 겪었지만 이에 대한 약을 개발한다는 소식조차 접해보지 못했다. 그런데 갑자기 코로나19에 대한 다양한 치료제가 발표되어 코로나19 사태로 지쳐가는 대중들의 이목을 집중시켰다. 하지만 이 치료제들은 결국 부작용만 양산하며 효과를 인정받지 못했고 대중들의 실망은 커져갔다.

이 장에서는 그간 언론을 장식했던 코로나 치료제를 알아보고, 사람들이 코로나19 후유증이라고 믿는 증상들이 실제로 질병의 후유증인지 확인해본다.

치료제가 근본적인 해결책일까?

많은 사람들이 코로나19 치료제를 간절히 기다리고 있다. 일반적인 상식으로는 코로나19 치료제 개발이 현재의 코로나 사태를 종식하는 근본적인 해결책으로 여기고 있으니 당연한 기대라고 생각한다. 그리고 이런 기대에 부응하듯 많은 치료제들이 언론을 통해 발표되었다. 하지만 이렇게 나온 약들은 매번 대중들의 기대를 저버리고, 온갖 부작용만 남긴 채 역사 속으로 사라졌다.

그런데 우리는 중요한 한 가지 사실을 놓치고 있다. 그것은 지금과 같은 전염병 사태가 앞으로 얼마든지 반복될 수 있다는 사실이다. 현재 우리나라에서 코로나바이러스를 부르는 명칭은 코로나19다. 외국에서는 COVID-19 또는 SARS-CoV-2라고 부른다. 그럼 올 연말부터 내년까지 이와 유사한 바이러스가 다시 유행한다면 우리는 그것을 무엇이라 불러야 할까? 코로나20, COVID-20, SARS-CoV-3이라고 부르지 않을까? 그리고 언론에서는 이 바이러스는 이전 바이러스와 전혀 달라 새로운 치료제를 개발해야 한다고 말할지도 모른다. 그러므로 만약 이번 사태를 종식할 수 있는 특별한 치료제가 개발되어 우리의 기대처럼 이 사태가 깔끔하게 마무리된다 해도 언제든 새로운 바이러스가 출현할 수 있다면 우리가 이 사태를 끝내기 위해 쏟아부었던 노력은 수포로 돌아가고, 우리는 이러한 고생을 또다시 반복해야 한다.

그러니 지금 우리에게 필요한 일은 감나무 밑에서 감이 떨어지길 기다리듯 치료제를 기다리는 것이 아니라, 현재 진행되고 있는 이 일이 어떻게 해서 일어났으며, 어떤 것들이 우리를 미혹하여 사실과 멀어지게 만들었는지를 파악하는 일이 아닐까 싶다. 그렇지 않으면 언제든 다시 일어날 수 있는 이러한 혼란에 속수무책으로 당하는 일이 반복될 수 있기 때문이다.

이번에 다루게 될 치료제에 대한 내용도 같은 맥락으로 이해할 수 있다. 여러분은 다음의 내용을 통해 언론에 오르내렸던 다양한 치료제들이 실제로 코로나19를 치료하기 위해 개발되기보다는 다른 용도와 목적으로 사용되었음을 이해할 것이다. 이러한 사실들은 치료제와 백신 개발에 희망을 걸고 있던 여러분의 기대를 저버리는 실망스러운 내용일 수도 있겠지만 이 사태의 본질에 한 발짝 더 다가섬으로써 언론이 부추기는 헛된 희망에 더 이상 미혹되지 않는 혜안을 얻는 계기가 될 수도 있다.

증상과 질병 그리고 치료와 회복

올바른 '치료제'에 대해 논하려면 먼저 '치료'라는 개념부터 짚고 넘어가야 한다. 과연 '치료'란 무엇일까? 우리는 치료를 "불편한 증상을 해소해주는 것"으로 알고 있다. 하지만 이는 정확한 표현이 아니다. 왜냐하면 여기엔 회복의 개념이 빠져 있기 때문이다. 그렇다면 회복은 뭘까? 회복은 "질병 이전 상태로 돌아가는 것"이다. 당연히 치료는 회복을 전제로 이루어져야 하고, 이런 맥락에서 치료는 "회복을 목표로 질병에 걸린 사람의 현재 증상을 완화하는 의료 행위"라고 정의할 수 있다. 그리고 치료제는 그런 효과를 발휘하는 약물이라고 할 수 있다. 이렇게 정의하면 이 안에 질병과 증상, 치료와 회복 등 의료의 중심이 되는 네 가지 개념을 모두 포함하게 된다. 그런데 이러한 정의에도 모순이 숨어 있다. 어떤 부분이 문제일까?

대부분의 사람들은 질병에 걸려 불편한 증상이 나타나는 것을 질병이 악화되는 과정으로 여기거나, 그 증상이 곧 질병이라고 생각한다. 그래서 불편한 증상을 완화하면 질병도 회복할 것이라 믿는다. 하지만 이것은 올바른 이해가 아니며, 많은 문제들이 이 오해 때문에 발생한다. 질병에 걸렸을 때 우리 몸에 나타나는 증상들은 비록 불편하지만 회복을 위해 면역계가 노력하는 과정에서 발생하는 필연적인 현상이다. 우리는 이런 불편함 덕분에 휴식의 필요성도 느끼고, 회복의 기회 또한 얻는다. 세상에 공짜는 없다는 말이 질병의 회복 과정에도 똑같이 적용되는 것이다.

그렇다면 환자의 불편을 줄이기 위해 약물로 증상을 억제했을 때 면역계는 어떻게 반응할까? 아마 약물의 효과가 떨어지면 다시 활동을 재개하며 억제되었던 증상을 다시 일으킬 것이다. 이 때문에 질병이 낫는 것 같다가 다시 반복되기도 하고, 감쪽같이 없어졌던 증상이 처음보다 더 심하게 나타나기도 한다. 환자가 평소 건강한 사람이라면 시간이 다소 지연되더라도 결국 약물의 방해를 이겨내고 회복이라는 목표를 달성한다. 하지만 기저 질환이 있거나, 노령 또는 너무 어린 경우에는 약물의 방해를 못 이겨 회복에 이르지 못하고 생을 마감하는 불행한 결과가 일어나기도 한다. 젊고 건강한 사람의 경우, 면역을 억제하는 약물에 강력히 반발하기도 하는데, 이 때문에 전염병 사태가 있을 때마다 사이토카인 폭풍이 발생하여 젊은 희생자들이 생기는 것이다.

따라서 현재 여러분이 생각하는 '치료'가 "불편한 증상을 완화시키는 행위"를 뜻하는지, 아니면 "질병 이전의 상태로 회복시키는 행위"를 뜻하는지 한번 생각해봐야 한다. 그렇지 않으면 올바른 치료에 대한 기준이 모호해져서 때로 건강을 해치는 의료 행위까지도 정상적인 치료로 받아들이는 오류를 범할 수도 있으니 말이다.

회복을 전제로 하지 않는 현재의 치료법

질병에 걸려 나타나는 증상이 회복을 위해 겪어야 할 필수적인 과정이라는 것을 이해하면, 불편한 증상의 완화와 질병 이전 상태로의 회복은 동시에 이룰 수 없는 목표라는 사실도 이해할 수 있을 것이다. 이 모순을 해결하기 위해 의료계는 치료라는 명목으로 회복을 지연시키며 불편한 증상을 완화할지, 아니면 회복을 앞당기며 불편한 증상을 감수하게 할지 선택의 기로에 서게 되었다. 과연 의료계는 어떤 결정을 했을까?

　서양의 주류 의료계는 감염성 질환의 경우엔 전자, 즉 증상을 가라앉히는 쪽을 택했다. 어차피 환자들이 원하는 것은 불편한 증상의 완화이니 굳이 환자의 불평을 들어가며 증상과 질병, 치료와 회복에 대해 복잡하게 설명하기보다 이쪽이 더 현실적인 선택이었을지도 모른다. 더군다나 인류가 겪는 대부분의 감염성 질환이 바이러스 질환이다 보니 딱히 치료할 약물도 없었으므로 다른 선택의 여지가 없었던 것도 사실이다.

　이런 선택을 한 이후 자연스럽게 '치료'라는 개념에서 '회복'은 제외되었고, 약물을 이용한 치료도 많은 경우 회복을 전제로 하지 않게 되었다. 이 때문에 약물로 증상을 완화할수록 회복과는 멀어지고 치료제로 믿었던 약물이 오히려 건강을 위협하는 경우까지 발생하게 되었다. 또한 '질병'이라는 개념이 '증상' 안에 뭉뚱그려져 대중은 질병과 증상을 구별하지 못하고, 증상의 완화와 질병의 회복을 동일시하여 증상이 가라앉으면 나은 것으로 믿게 되었으며, 증상을 가라앉히는 모든 의료 행위를 치료로 인정하게 되었다. 따라서 앞으로 설명할 치료와 치료제라는 용어에 회복이라는 개념이 포함되었는지 살펴볼 필요가 있다. 그래야 코로나19 치료제로 소개되는 약들이 실제로 코로나19에 감염된 환자를 회복시키는 약인지, 아니면 단순히 환자의 증상을 억제하는 약인지 구별할 수 있기 때문이다.

코로나19 치료제는 무엇을 치료하는 약인가?

앞에서 현재 주류 의학에서 말하는 치료의 개념이 증상 완화를 중심으로 이루어진다고 말했다. 이에 코로나19 치료제를 논하기 전에 현재 의료계에서 치료하고자 하는 코로나의 증상이 무엇인지부터 규정해야 할 것 같다. 의료계에서 약물을 사용해 치료하려는 코로나의 증상은 과연 무엇일까?

지난 8월 20일 질병관리청이 발표한 '코로나바이러스 감염증-19 대응 지침'[118]을 보면 코로나19 증상이 잘 기록되어 있다. 질병관리청은 코로나19 증상을 크게 무증상, 경증, 중증으로 구별한다. 경증의 주요 증상으로는 발열(37.5도 이상), 기침, 호흡 곤란, 오한, 근육통, 두통, 인후통, 후각 및 미각 소실 등을 꼽을 수 있다. 중증의 경우에는 발열, 기침과 함께 심한 호흡 곤란이 동반된 폐렴 소견, 체내 산소 포화도의 저하 및 일반적으로 설명하기 힘든 흉부 영상(방사선, CT 또는 폐초음파) 소견(양측 폐침윤, 폐엽 또는 폐 허탈 또는 결절) 그리고 2차적인 세균 감염에 의한 패혈증 등이 해당된다. 반면 일부 환자는 매우 가벼운 증상을 보이거나 아예 증상이 안 나타나기도 한다. 초기 중국의 자료에 의하면 환자의 약 80%는 경증, 14%는 중증, 5%는 치명적이었다. 그러나 최근 발표되는 자료를 참조하면 무증상 또는 경증 환자의 비율이 이에 비해 훨씬 더 많을 것으로 추정되고, 환자의 중증도는 고령과 기저 질환 유무와 관련이 있다고 말하고 있다.

질병관리청의 자료를 보면 요즘 코로나 환자들 중에 아무 증상이 없는 무증상 감염자와 가벼운 감기 증상을 보이는 경증 환자가 가장 많은 비중을 차지한다는 것을 알 수 있다. 그럼 우리가 구세주처럼 기다리는 코로나19 치료제들은 코로나19 환자의 대다수를 차지하는 무증상 감염자와 감기 증상을 보이는 환자들을 치료하는 약일까? 아마 그렇지는 않을 것이다. 지금도 감기 증상을 억제하는 약들은 차고 넘치는 데다, 무증상 감염자들은 억제할 만한 증상조차 없는 이들이기 때문이다. 그렇다면 도대체 언론에서 필요하다고 말하고, 많은 사람들이 기다리는 코로나19 치료제는 어떤 증상을 치료하는 약일까? 경증의 감기 증상 환자와 무증상 감염자를 제외했을 때 남는 환자군은 심한 폐렴 때문에 떨어지지 않는 발열, 멈추지 않는 기침, 가슴 통증이나 호흡 곤란 등으로 생명의 위협을 받는 중환자들뿐이다. 아마도 코로나19 치료제는 이런 중환자들의 증상을 가라앉힐 목적으로 사용되는 약물을 뜻하지 않을까 생각한다.

그렇다면 실제로 우리나라에서는 코로나19의 경증 및 중증 환자에게 어떤 약물을 사용하고 있을까? 이를 본격적으로 확인하기 전에 잠깐 이와 관련된 기사 하나를 살펴보자.

질병청이 발표한 사이토카인 폭풍의 원인

코로나19 사태 초기에 건강한 젊은 사망자의 원인을 분석하면서 많이 거론된 것이 사이토카인 폭풍이었다. 질병관리청과 의료계는 사이토카인 폭풍이 누구에게나 일어날 수 있으며, 코로나19에 의해 발생하는 중환자와 사망자들의 원인이 이 사이토카인 폭풍에 있다고 목소리를 높였다. 또 코로나19를 두려워하지 않는 젊은이들에게 당신들도 사이토카인 폭풍의 희생자가 될 수 있다며 겁을 주기도 했다. 하지만 사이토카인 폭풍은 의료진이 약물로 투약한 스테로이드와 인터페론의 합작으로 만들어진 결과이며, 중국에서 《랜싯》에 발표한 사망 환자의 사례 보고서에 이 내용이 그대로 담겨 있다고 앞에서 설명한 바 있다.

또 이러한 사망 사고는 2002년의 사스와 2015년의 메르스 때에도 똑같이 일어났으며, 일본은 이 때문에 코로나바이러스 치료에 인터페론 사용을 자제할 것을 권고했다고도 말했었다. 나는 이러한 설명들을 통해 이들이 말하는 사이토카인 폭풍은 코로나19 감염에 의해 자연적으로 발생한 일이 아니라 면역을 억제하는 약물과 면역을 일으키는 약물을 사용함으로써 일어난 인재(人災)일 수도 있다고 주장했다. 물론 의료인들도 당시 이러한 사망 사고에도 불구하고 이 약물들을 코로나19의 치료제라고 말했지만 말이다.

급기야 질병관리청과 의료계는 큰 실수, 아니 자충수를 둔다. 지난 7월 13일 각종 언론에 "국내 연구진, 코로나19 중증 환자 '사이토카인 폭풍' 원인 규명에 성공"[119)·120)·121)]이라는 제목의 기사가 일

제히 발표됐는데 기사 내용을 확인한 나는 탄식과 실소를 금할 수가 없었다. 그 이유는 카이스트 의과학대학원, 서울아산병원, 연세대 세브란스 병원, 충북대 병원 등이 참여한 이 연구[122]에서 밝혀낸 젊은 사망자들이 겪었던 사이토카인 폭풍의 원인이 바로 "체내에 과량으로 존재하는 '인터페론' 때문"이라고 주장했기 때문이다. 혹시라도 내가 잘못 봤나 싶어 다시 보고 또다시 봤다. 그러나 눈을 씻고 봐도 역시 같은 내용이었다.

인터페론은 코로나19 치료제로 쓰였던 약물인데 이제 와서 자신들이 사용한 약물을 사이토카인 폭풍의 원인이라고 발표하다니, 이는 자기들이 환자를 사망에 이르게 했음을 자백하는 것이나 다름없었다. 어떻게 이런 논문이 나올 수 있을까? 그리고 이것을 당당하게 언론에 발표하는 질병관리청은 도대체 무슨 생각을 하고 있는 것일까? 그럼 자신들이 약물로 주입했던 인터페론은 도대체 뭐란 말인가? 더 기가 막혔던 것은 기사의 다음과 같은 내용이었다.

지금까지 인터페론은 항바이러스 작용을 하는 소위 착한 사이토카인으로 알려져 있으나, 연구팀은 인터페론 반응이 코로나19 환자에서는 오히려 과도한 염증 반응을 촉발하는 원인이 될 수 있다는 사실을 다양한 방법을 통해 증명했다. 이번 연구 성과를 계기로 인터페론을 표적으로 하는 새로운 치료 방법도 고려될 수 있다고 전했다.[123]

자신들이 약물로 썼던 인터페론이 착한 사이토카인인 줄 알았는데 과도한 염증 반응을 촉발하는 원인이 된다는 것을 알게 되었다며, 앞으로는 인터페론을 억제하는 새로운 치료 방법도 고려하겠다고 말한 것이다. 도대체 무슨 말을 하는 것인가? 웃어야 할지 울어야 할지 갈피를 잡을 수가 없었다.

모든 약물 유인성 질환, 즉 약물에 의해 발생한 질환의 제1 치료 원칙은 원인 약물을 중단하는 것이다. 이는 현재 사망하고 있는 환자들의 사망 원인이 되는 약물에 의한 간질성 폐렴도 예외 없이 마찬가지다. 사망 사고의 원인이 인터페론이라는 사실을 확인했다면 당연히 자신들이 사용했던 약물로 인해 치료 과정에 실수가 있었음을 인정하고, 앞으로 이 약물의 사용을 자제하겠다고 말해야 이치에 맞는다. 그런데 자신들이 사용한 약물을 억제할 수 있는 새로운 치료법을 개발하겠다고 말하다니, 그리고 질병관리청은 이것이 마치 세계적인 성과인 양 포장하여 언론에 발표하는 이런 상황을 어떻게 이해해야 할까?

인터페론을 경증 환자 치료제로 사용했다?

코로나19 치료제에 대한 자료를 모으던 중, 현재 코로나19 치료 기관에선 환자들을 어떤 기준으로 분류하고 그 환자들에게 어떤 약을 투약하는지 질병관리청을 통해 확인했다. 질병관리청은 중증 환자와 경증 환자를 나누어 투약하고 있다고 답했으며 그 기준은 산소 공급이 필요한 심한 폐렴 환자를 중증 환자, 그 외에 발열, 오한, 기침, 인후통 등 감기 증상의 환자와 무증상 감염자를 경증 환자로 분류하여 투약하고 있다고 했다. 그리고 코로나19 사태 초기에 사용했던 면역억제제인 악템라(토실리주맙)는 사망 사고가 있어서 중단했고, 에이즈 치료제인 칼레트라는 효과가 없다는 논문이 발표되어 더 이상 사용하지 않는다고 했다. 현재 중증 환자의 경우는 항바이러스제인 렘데시비르를 권장하고 있다고 덧붙였다.

나는 혹시 사스와 메르스 때도 사용되어 사망 사고를 일으키고, 사이토카인 폭풍의 원인으로 지목되는 스테로이드와 인터페론을 지금도 사용하는지 물어보았다. 여기에 더해 가벼운 감기 증상을 보이는 경증 환자들에겐 주로 어떤 약을 쓰는지도 물었다. 당연히 경증 환자에겐 지금까지 해오던 대로 해열제, 진해거담제, 항히스타민제 등 감기 증상을 억제하는 약들을 줄 거라 생각하고 던진 질문이었다.

그런데 질병관리청의 답변을 듣고 큰 충격을 받았다. 왜냐하면 질병청이 사이토카인 폭풍에 의한 자가면역 질환, 즉 확산성 폐포 손상의 원인이 되는 인터페론을 코로나19 경증 환자 위주로 투약한다고 답했기 때문이었다. 코로나19 경증 환자는 무증상 감염자와 감기 증상 환자, 가벼운 바이러스 폐렴 환자들인데, 이들에게 인터페론을 사용하다니! 경증 환자들에게 이 약을 쓰면 과잉 면역 반응이 일어날 수 있다는 것을 의료진이 모를 리 없을 텐데 어찌 된 일일까? 그래놓고 언론을 통해서는 코로나19 경증 환자들이 중증 환자로 악화되는 원인 물질이 인터페론이라고 발표하면서, 이런 사실을 국내 의료진이 마치 세계 최초로 규명한 듯 대중들에게 선전까지 한 것이다. 게다가 의료진은 논문을 통해 인터페론을 억제하는 약물을 개발해야 한다는 말까지 했는데, 질병관리청은 그 약을 지금까지 코로나19 경증 환자들에게 써왔다고 스스로 밝힌 꼴이 된 셈이다. 세상에, 어떻게 이런 일이 일어날 수 있을까?

그제야 모든 퍼즐이 맞아떨어지는 느낌이 들었다. 언론에 나오는 의료인들이 왜 그토록 자신 있게 코로나19가 젊은 사람에게도 위험한 질환이라고 말했는지, 그리고 젊고 건강한 사람들이 어떤 과정을 통해 중증 폐렴 환자로 바뀌어 생사를 오가게 되었는지, 여태껏 자료를 통해 입증해오던 내용들을 질병관리청을 통해 정확히 확인하게 된 것이다.

언론에 나왔던
코로나19 치료제들이 궁금하다

앞에서 현재 의료계에서 치료 대상이라고 말하는 코로나 증상은 경증인 경우 감기와 무증상, 중증인 경우 심한 폐렴과 호흡 곤란으로 정의하고, 코로나19 경증 환자가 중증 환자로 바뀌는 이유는 코로나바이러스에 의한 것이 아니라 약물의 잘못된 사용으로 면역계가 오작동을 일으키기 때문이며 그 대표적인 약물이 스테로이드와 인터페론이라고 말한 바 있다. 그리고 이 두 가지 약물은 코로나19뿐 아니라 사스와 메르스 때에도 사용되어 사망 사고를 일으켰으며,[124] 코로나19 사태의 중환자 및 사망자를 줄이는 방법은 새로운 치료제를 찾는 것이 아니라 중환자를 양산하는 이러한 약물의 투약을 중지하는 것이라고 지적했다.[125]

그럼에도 불구하고 대중들은 아직도 치료제에 대한 미련을 가지고 있다. 이런 기대를 하는 이유는 이 사태가 깔끔하게 마무리되길 바라기 때문이기도 하지만, 또 한편으로는 코로나19 사태에서 치료제와 백신이 어떤 용도로 이용되고 있는지에 대한 이해가 부족하기 때문이 아닐까 싶다. 그래서 여태까지 코로나19 사태를 겪으며 언론에 오르내렸던 10여 종의 약물에 대해 짧게나마 설명해볼까 한다.

맨 처음 나온 것이 에이즈 치료제인 칼레트라였다. 갑자기 에이즈 치료제로 중환자를 치료했다는 기사를 보고 놀랐던 기억이 있는데, 칼레트라는 얼마 못 가 효과가 없다는 기사가 나오면서 자취를 감췄다. 그리고 이 약과 함께 거론됐던 약들이 인터류킨6 억제제인 케브자라(사릴루맙)와 항바이러스제인 아비간(파비피라비르) 등이었는데, 이 약들도 얼마 가지 않아 효과가 없다는 기사가 발표되었다. 다른 인터류킨6 억제제인 악템라(토실리주맙)와 현재 우리나라에서 사용 중인 항바이러스제 렘데시비르에 대한 기사가 나왔지만 이내 효과 없다는 기사가 뒤따랐다.

사스와 메르스, 코로나19 및 신종 플루에도 사용되어 반복되는 사망 사고의 원인 약물로 지목되었던 면역억제제 스테로이드와 면역촉진제 인터페론도 치료제로 거론되었다. 그런데 코로나19 사태 초기부터 경증 환자에게 사용되던 스테로이드(덱사메타손)를 사태가 시작된 지 5개월이 지난 7월 말에 치료제로 발표한 것을 보면 7월 중순 인터페론을 코로나19 중증 환자의 원인이라고 발표한 것과 연관이 있으리라 생각된다.

이외에도 많은 약들이 언론에 소개되었는데 면역 혈청 주사인 IVIG와 최근 논란이 되었던 말라리아 치료제 하이드록시클로로퀸 그리고 백혈병 치료제인 슈펙트와 또 다른 말라리아 치료제인 피라맥스 등 국내 제약 회사가 개발했다는 약들도 있다. 이렇게 코로나

19 치료제는 수없이 많았고 또 앞으로도 계속해서 나오겠지만, 이에 대해 더 말하는 것은 큰 의미가 없어 보인다. 지금 거론한 약들만 해도 10종이 넘는데, 이 약들은 모두 며칠 반짝하다가 사라졌으니 말이다. 이런 사태가 반복되는 상황에서 우리가 치료제를 마냥 기다릴 필요가 있을까? 아마 더 기다린다 해도 결과는 변하지 않을 것이다.

　그럼 이 약들은 과연 어떤 약들일까? 일단 이 약들은 두 가지 부류로 나눌 수 있는데, 하나는 면역계를 조절하거나 억제하는 약물들이고 다른 하나는 바이러스의 증식을 억제하는 약물들이다. 면역계를 조절하는 약물들은 악템라·케브자라·슈펙트·인터페론·덱사메타손·하이드록시클로로퀸이고, 항바이러스제는 칼레트라·아비간·렘데시비르다. 이 중에서 면역계를 조절하는 약물들은 코로나바이러스가 사이토카인 폭풍을 유발하여 면역계에 오작동을 유발한다는 것이 전제가 되어야 치료 효과를 따지든 말든 할 텐데, 사이토카인 폭풍이 인터페론에 의해 발생한다고 의료계 스스로 발표한 상황에서 이 약들을 치료제라고 논하는 것은 아무 의미가 없다. 뒤에서 설명하겠지만, 많은 사람들이 코로나19의 치료제로 믿고 있는 하이드록시클로로퀸도 마찬가지로 면역억제제일 뿐이다.

　코로나바이러스의 증식을 억제한다는 항바이러스제들도 효과를 정량적으로 확인하기 어렵고, 어떤 부작용이 생길지 예측하기 어려운 약들이다. 항바이러스제가 바이러스의 증식을 억제한다는 주장은 이론적으로는 그럴듯하다. 그러나 실제로 이 약물이 바이러스를 얼마나 억제하는지, 내가 선택한 바이러스만 억제하는지, 약물로 인해 새로운 변종 바이러스가 생기지는 않는지, 약물이 환자의 신체에 어떤 변화를 유발할지 등등 약물의 작용과 부작용들을 확인하기가 쉽지 않은 약들이다. 이 때문에 원래 C형 간염 바이러스 약으로 개발된 렘데시비르도 에볼라바이러스 치료에 쓰이다가 현재는 코로나19의 약물로 사용되고 있다. 즉 사용하는 사람도 잘 모르고 쓰는 약이 바로 이 항바이러스제다.

언론에서는 마치 이러한 약들이 이번에 처음 사용된 것처럼 발표했지만, 2017년에 발표된 'MERS와 SARS: 새로운 치료법에 대한 현재 치료 옵션 및 잠재적 목표'[126]라는 제목의 논문을 보면 이번 코로나19 사태에서 치료제로 언론에 오르내린 약물들이 대부분 과거에 사용되고 검토되었으나 효과를 입증하지 못한 채 사라졌던 약물이었음을 알 수 있다. 즉 코로나19 사태를 맞아 치료제로 처음 사용된 약물들이 아니고 이미 과거에 사용했고 특별한 효과도 입증하지 못했던 약물인데 이런 사실을 알면서도 언론을 통해 새로운 치료제로 발표해 대중에게 거짓된 희망을 심어주고자 했다는 뜻이니, 마치 이러한 치료제의 발표가 어떤 의도를 가지고 계획적으로 꾸며낸 일이 아닌가 하는 생각까지 들 정도다.

질병청의 치료제 발표는 어떤 의미가 있을까?

나는 반복되는 언론의 치료제 발표를 보며 여러 가지 생각이 들었다. 우리는 이미 20년 전에 사스를 겪었고, 10년 전엔 메르스도 겪었다. 이 두 번의 전염병 사태가 전부 코로나바이러스에 의한 질병이었으며, 많은 사망자를 발생시켰다. 만약 이 두 사건이 코로나바이러스에 의해 일어난 것이 확실하다면 우리에겐 다시 찾아올 전염병에 대비할 시간이 최소 20년은 있었다. 그사이 과학은 더 발전했고, 의학도 발전했다. 심지어 미국에서는 오래전부터 전염병으로 인류가 겪게 될 재앙을 예언하는 이들도 있었다. 그런데 왜 우리는 이러한 전염병 사태에 아무 대비도 하지 않다가 이 사태를 맞은 후에야 부랴부랴 치료제를 찾겠다며 고생하는 것일까?

나는 코로나19 사태 이후 주기적으로 발표되어온 치료제에 대한 희망적인 기사와, 효과를 입증하지 못했다는 절망적인 기사를 보며 질병관리청과 언론이 치료제에 대한 발표를 다른 용도로 쓰는 것은 아닌지 의심스러웠다. 어차피 바이러스에 대한 치료제는 개발될 수 없고, 이들이 발표하는 치료제들은 대부분 코로나바이러스의 활동을 제한하는 것이 아니라 우리 면역계에 작용하거나 증상을 억제하는 약들이었다. 그리고 그마저도 새로 개발된 약들이 아니라 이미 사스와 메르스 당시 사용되었지만 효과를 입증하지 못한 약물들이었다는 사실을 확인[127] 한 후에는 이들의 속셈이 더욱 의심스러웠다.

혹시 이들은 이런 발표를 통해 대중들에게 거짓된 희망을 심어줌으로써 엄청난 재앙을 맞아 목숨에 위협을 느끼고 있는 대중들의 불안과 불만을 잠재우고 혹시나 일어날지도 모르는 시위와 폭동을 막으려 했던 것은 아닐까? 전 세계가 온 힘을 기울여 이 위기를 극복하기 위해 노력하고 있으니 힘들더라도 참고 기다리면 곧 이 문제가 해결될 수 있다는 거짓된 희망을 심어주려고 했던 것은 아닐까? 그래서 이 약 저 약 효과가 없는 약들을 바꿔가며 대중들에게 한편으론 희망을, 다른 한편으론 절망을 안겨주며 긴장감을 유지한 채 묵묵히 고통을 감수하도록 강요하는 수단으로 이용하는 것은 아니었을까?

하이드록시클로로퀸은 과연 답이 될 수 있을까?

미국과 유럽의 의사들이 코로나19 치료에 효과가 있다고 말하고, 미국과 중국의 정치가들도 복용한다고 전해지는 말라리아 치료제 하이드록시클로로퀸(HCQ, Hydroxychloroquine)은 우리 몸에서 어떤 작용을 하는 약일까?

우리의 면역계에선 세균이나 바이러스 등 질병을 일으키는 물질들이 몸 안에 들어오면 제일 먼저 그 지역을 순찰하던 대식 세포들이 이들을 닥치는 대로 잡아먹고 소화해버린다. 그리고 대식 세포들은 소화한 찌꺼기 중 일부를 자기 몸 표면에 깃발처럼 꽂아서 이 물질이 들어왔음을 주변의 면역 세포들에게 알려준다. 이와 동시에 쉬고 있던 다른 면역 세포들을 깨우기 위해 마치 전화를 걸듯 '사이토카인'이라는 신호 전달 물질(TNF-a, 인터류킨1, 인터페론 알파 등)을 분비한다.

하이드록시클로로퀸은 이 과정에서 초기 면역 세포들이 세균과 바이러스들올 잡아먹은 뒤 이들을 소화하는 과정을 방해하는 역할을 한다.[128] 그 결과, 초기 면역 세포들은 자기 몸에 깃발도 꽂지 못

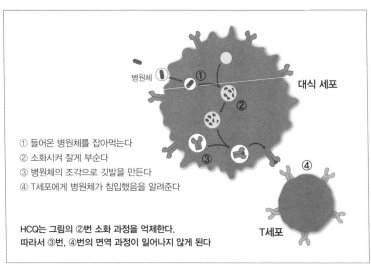

① 들어온 병원체를 잡아먹는다
② 소화시켜 잘게 부순다
③ 병원체의 조각으로 깃발을 만든다
④ T세포에게 병원체가 침입했음을 알려준다

HCQ는 그림의 ②번 소화 과정을 억제한다.
따라서 ③번, ④번의 면역 과정이 일어나지 않게 된다

하이드록시클로로퀸의 작용

하고, 신호 전달 물질도 분비하지 못하여 다른 면역 세포들에게 적이 침범했음을 알릴 수 없게 된다. 따라서 당연히 일어나야 할 다음 단계의 면역 작용이 일어나지 못한다.

예를 들어 나라에 전쟁이 나서 적군이 우리나라를 침범했을 때 보초병들이 교전을 벌여 적군을 확인했다면, 깃발도 올리고 본부에 무전도 쳐서 전쟁이 났음을 알려야 하는데, 이 과정을 막아버리니 그 뒤로 이어져야 할 우리 군대의 방어가 일어나지 않게 된다는 뜻이다.

우리 군대의 저항이 없으니 국민들은 적군이 침범했는지 잘 모르고, 우리 몸도 마찬가지로 바이러스가 확산될 때까지 질병에 걸린 것을 모르게 되는 것이다.

하이드록시클로로퀸의 면역 억제 작용 때문에, 이 약은 말라리아보다는 류머티즘성 관절염이나 전신성 홍반성 루푸스, 쇼그렌 증후군처럼 면역 세포들이 스스로를 공격하는 자가면역 질환에 더 많이 쓰인다.

말라리아에 이 약을 사용하는 것도 같은 이치다. 하이드록시클로로퀸은 치료제라기보다는 말라리아 증상을 억제하기 위해 사용되고 있다. 그런 이유로 말라리아 유행 지역에 가기 전부터 복용하는데, 이 약을 미리 복용하면 말라리아 유행 지역에 가서 모기에 물려도 우리 몸은 면역 반응을 보이지 않는다. 즉 말라리아모기에 물렸을 때 일어나야 할 면역 반응이 일어나지 않는다. 그래서 때로는 여행을 마치고 집에 돌아와 약을 중단한 뒤에 말라리아 증상이 나타나기도 한다. 물론 이 약이 모기에 물렸을 때 빨대 모양의 모기 주둥이를 타고 들어오는 기생충(Plasmodium falciparum)이 몸 안에서 증식하는 것을 억제하는 효과도 있다고는 하지만 당연히 일어나야 할 면역 반응을 억제하기 때문에 이 약이 실제로 말라리아 치료에 얼마나 도움이 될지는 알 수가 없다.

더구나 여러 종류의 말라리아모기 중 하이드록시클로로퀸이 영향을 줄 수 있는 말라리아모기가 사는 지역이 그리 넓지 않기 때문에 실제 이 약은 말라리아보다는 자가면역 질환에 더 많이 쓰인다고 한다. 약의 작용이 이렇다 보니 이 약을 코로나19의 치료제라고 주장하는 의료인에게 "하이드록시클로로퀸이 코로나바이러스를 억제하느냐?"라고 물으면 아무도 대답하지 못하는 것이다.

우리의 면역계가 바이러스의 증식을 억제하고 바이러스와의 싸움을 종식시키기 위해서는 각각의 면역 세포들이 맡은 임무를 정상적으로 수행하여 충분한 양의 항체를 생산해내야 한다. 그러려면 하이드록시클로로퀸이 방해한다고 말했던, 초기 면역 반응이 정상적으로 일어나 후기 면역 반응에 작용하는 T세포●와 B세포●●들을 면역 반응에 참가하도록 유도해야 한다. 그런데 하이드록시클로로퀸은 정상적인 면역 반응의 초기 단계를 방해하기 때문에 바이러스를 잡는 항체를 생산하는 데 꼭 필요한 T세포와 B세포의 활동까지 순차적으로 억제한다. 그러나 환자들은 몸에 불편한 증상이 생기지 않으므로 바이러스가 몸속 깊숙이 퍼질 때까지 모를 수밖에 없는 것이다. 그런데 어떻게 이 약이 코로나의 치료제가 될 수 있다는 말인가?

치료제보다 더 중요한 것

우리가 코로나19 치료제를 기다리고, 또 언론에서 발표되는 치료제와 관련된 뉴스에 귀를 기울이며 희망과 절망을 오가는 사이 우리는 절대 잊어서는 안 될 대전제 하나를 망각하게 된다. 그것이 무엇일까? 그것은 바로, 내가 코로나19 사태를 다루기 시작했던 2월

● 　바이러스에 감염된 병든 세포를 탈락시키고, B세포가 항체를 생산할 수 있도록 돕는 역할을 한다.

●● 　T세포의 신호를 받아 항체를 생산하고, 병원체를 기억했다가 같은 질병이 다시 발생하는 것을 막는다.

부터 지금까지 변함없이 주장해온 "코로나19 바이러스가 특별한 질병을 유발하는 바이러스가 아닌 그저 평범한 감기 바이러스라는 대전제"다.

이 전제를 바탕으로 생각해보자. 우리가 살아오는 동안 감기를 치료하기 위해 특효약을 찾지 않았다면 특별히 이번 감기에만 특효약을 찾는 것은 이상한 일일 것이다. 그럼에도 우리가 지금 여기저기서 들려오는 치료제 이야기에 귀를 쫑긋 세우고 있다면, 이는 이 바이러스가 그저 평범한 감기 바이러스라는 대전제를 어느새 망각했다는 얘기가 된다. 우리가 이 질병에 대한 특별한 치료제나 백신을 논하는 순간, 우리 스스로 이 질병은 가벼운 감기가 아닌 특별한 질병임을 인정하는 셈이 된다. 하지만 코로나19는 그저 평범한 감기 바이러스로, 우리가 이 바이러스에 감염되면 가벼운 감기처럼 앓고 지나가거나 걸린 것도 모르고 지나가게 되므로 당연히 특별한 약을 개발할 필요가 없다. 이처럼 가벼운 질병을 특별하게 만드는 것, 즉 가벼운 감기 환자들을 목숨이 오락가락하는 중환자로 만드는 것은 코로나바이러스가 아니라 치료제로 사용했던 인터페론, 스테로이드, 칼레트라, 악템라 등의 약물과 스스로 숨을 쉴 수 있는 환자에게 억지로 산소마스크를 씌워가며 산소 독성을 유발했던 기계 호흡이 아니었던가?

그 때문에 하이드록시클로로퀸을 코로나19 치료제라고 주장하는 의료인들도 코로나바이러스가 일반 감기 바이러스가 아닌 생명을 위협하는 특별한 바이러스라는 인식을 대중들에게 심어주는 데 일조하고 있다는 의심을 지울 수가 없다. 과연 이 의료인들은 코로나바이러스가 가벼운 감기 바이러스라는 사실도 모르고, 하이드록시클로로퀸이 우리 면역계에서 어떤 역할을 하는지도 전혀 모를까? 아마 이 약을 치료제라고 주장하는 의료인이라면 그러한 사실을 모르지는 않을 것이다.

만약 어떤 의료인이 언론 매체에서 새로운 치료제를 주장하기보다는, 평소 건강했던 환자들이 위험에 빠지는 이유가 이 바이러스에 대한 치료제가 없어서가 아니라 감염 초기부터 환자들에게 사용했던 약물들과 스스로 숨 쉴 수 있는 사람들에게 억지로 씌웠던 산소마스크 때문이라고 말한다면 나는 그 의료인을 신뢰할 수 있을 것이다. 하지만 현대의 의료 시스템과 지금의 팬데믹 상황에서 그런 얘기를 할 수 있는 의료인이 과연 몇 명이나 될까?

코로나 후유증의 불편한 진실

최근 코로나19 후유증에 대한 기사가 쏟아지고 있다. 코로나를 겪은 지 6개월이 넘었지만 아직도 전신적인 부작용 때문에 고통을 받는다는 내용의 기사도 꽤 보인다. 하지만 그것은 코로나바이러스의 특성을 잘 모르기 때문에 할 수 있는 이야기다. 코로나바이러스는 일반적인 호흡기 바이러스여서 다른 장기에 침범할 수는 있어도 쉽게 질병을 일으키진 못한다. 이렇게 말하니 어떤 분들은 코로나바이러스는 특정(ACE2) 수용체가 있는 세포에는 다 들어가기 때문에 질병을 일으킬 수 있다고 반론을 제기하기도 한다. 물론 우리는 집을 지을 때 해발 8000미터의 산꼭대기에도 지을 수 있고 수심 50미터의 바다 밑에도 지을 수 있다. 그런데 평지에 살던 사람에게 산꼭대기나 바닷속에도 집이 있으니 그곳에 가서 살라고 하면 살 수 있을까? 아마 그러지 못할 것이다.

모든 생명은 자신들이 살기에 적합하고 익숙한 환경이 있으며, 급격한 환경 변화 속에서는 살고 싶어도 살 수가 없다. 따라서 코로나바이러스가 어떤 후유증을 남긴다면, 그것은 코로나바이러스기 증식할 수 있는 호흡기에서나 가능한 일이다. 지금 발표되는 것처럼 이 바이러스가 확산조차 될 수 없는 온몸 이곳저곳에 후유증을 남길 수는 없다.

그럼 이런 증상들은 왜 일어났을까? 우리가 상한 죽을 먹었다고 가정해보자. 몸에 어떤 변화가 생기는가? 소화기에 문제가 생겨 구토나 설사를 할 수 있다. 그런데 어떤 사람이 구토와 설사를 일으켜 병원에 입원하여 병을 치료하고 퇴원한 뒤 기침이 나고 가슴이 답답하며, 팔다리가 쑤시고, 정신이 혼미한 후유증을 겪는다면 우리는 그 원인이 상한 죽 때문이라고 생각할 수 있을까? 그보다는 병원에서 받았던 치료 과정에 문제가 없었는지 따져보게 되지 않을까? 그러나 대부분의 환자들은 치료 후 생기는 알 수 없는 현상들이 무엇 때문에 발생하는지 따져보기가 쉽지 않다. 치료받는 동안 복용한 약과 주사제 등이 인체에 어떤 영향을 미치는지 확인할 방법은 당시 치료를 담당했던 의료인에게 묻는 것 외에는 다른 방법이 없기 때문이다. 하지만 그 어떤 의료인이 환자가 퇴원 후에 겪는 불편이 자신이 환자에게 했던 치료 때문이라고 말할 수 있겠는가? 그나마 차선책은 스스로 약물 검색을 통해 약물의 부작용과 자신이 느끼는 불편감을 비교해보는 것일 텐데, 대부분의 약물 정보들은 낯선 용어도 많고 일반인들이 한눈에 이해할 만큼 쉽게 쓰여 있지도 않아 자신의 불편감과 연관 짓기가 쉽지 않다.

그렇다면 사스, 메르스, 코로나19에 반복적으로 사용된 대표적인 약물 인터페론, 스테로이드와 해열제 그리고 현재 우리나라에서 코로나19 중증 환자들에게 사용한다는 렘데시비르는 어떤 부작용을 가지고 있을까? 이 약물들의 부작용을 알아보고 병원 치료를 받은 코로나19 환자들이 호소하는 후유증과 비교해보면 이들의 증상이 코로나19에 의한 것인지 혹은 이들이 복용한 약물에 의한 것인지를 확인할 수 있다.*

인터페론 알파

인터페론 알파는 우리나라에서 경증의 코로나 환자에게 쓴다고 밝혔다가 구설수에 올랐던 바로 그 약이다. 이 약의 주성분인 인터페론을 국내 연구진이 코로나 환자들을 중증으로 악화시키는 원인이라고 발표해서 더 논란이 되기도 했다.

이 약의 설명서를 보면 먼저 '경고' 문구가 눈에 띈다. 이 약의 투여에 의해 간질성 폐렴**이 발생할 수 있고, 자살 시도가 나타날 수 있으므로 환자에게 이 사실을 충분히 설명하라고 쓰여 있다. 간질성 폐렴은 폐포가 터지면서 폐에 물이 차는, 그러니까 반복되는 전염병에서 환자들의 사망 원인이 되었던 바로 그 질병으로 코로나19 중증 환자가 겪는 질병이기도 하다. 그런데 이 질병이 인터페론 때문에 생긴다고 기록되어 있는 것이다. '간질성 폐렴'을 치료하기 위

● 　자세한 정보는 '식품의약품안전처'의 '의약품안전나라'를 검색하면 확인할 수 있다. 이 책에 공개되는 내용들은 모두 '의약품안전나라'를 통해 검색하고 발췌한 것들임을 명시하는 바다.

●● 　사스, 메르스, 코로나19 사망자의 공통적인 부검 소견이다.

해 인터페론을 쓰는데, 사용 설명서에는 인터페론을 사용하면 '간 질성 폐렴'이 발생할 수 있다고 쓰여 있으니 이를 어떻게 이해하면 좋을까?

인터페론에 의해 간질성 폐렴이 일어나는 것은 인터페론이 초기 면역 반응을 유발하는 사이토카인이어서 이것을 약물로 몸속에 넣어주면 면역 세포들을 흥분시키기 때문인데, 이런 이유로 정상 면역 작용을 하고 있는 환자에게 이 약을 쓰면 심한 면역 반응이 일어날 수 있다. 그런데 질병관리청이 이 약을 가벼운 감기 증상을 보이는 코로나19 경증 환자에게 사용한다고 했으니 놀라지 않을 수 없었던 것이다. 또한 인터페론을 주사하면 면역 반응이 촉진되어 환자는 심한 감기나 인플루엔자 또는 폐렴에 걸린 것처럼 온몸이 아프고 열이 오르는 증상을 느낀다. 그 외에도 소화 장애가 생기고 입맛을 잃고 배가 아프고 속쓰림이 생기기도 하며 간 수치 상승, 간염, 간부전 등을 겪을 수도 있다고 한다. 또한 두통, 어지러움, 정신 착란, 불안, 이상 행동, 자살 시도, 경련, 혼수 등을 일으킬 수 있다고 하니 무서운 약이 아닐 수 없다.

심장의 부작용도 무시할 수 없는데, 심장 박동에 변화가 생겨 저혈압, 고혈압, 가슴 통증, 협심증, 심근경색, 심장성 호흡 정지가 일어날 수 있다. 피부 증상으로는 탈모, 발진, 가려움, 입술의 포진, 피부 혈관 염증, 피부건조증, 홍반성 루푸스 등의 부작용이 기록되어 있다. 신장 증상은 소변에 당이 섞여 나오기도 하고, 소변을 보기 힘들고, 소변의 양이 감소하며, 소변에 혈액이 섞이기도 한다.

가끔은 신장 기능이 망가지는 급성 신부전이 발생할 수도 있다. 혈액 질환을 보면 산소 운반을 담당하는 적혈구, 면역을 담당하는 백혈구, 지혈을 담당하는 혈소판이 모두 감소하는 양상을 보인다고 한다.

이번 코로나 사태와 직접 관계있는 호흡기계의 부작용으로는 발열, 기침, 호흡 곤란 그리고 바로 앞에서 말했던 간질성 폐렴이 나타날 수 있다고 적혀 있다. 게다가 친절하게도 간질성 폐렴이 나타나면 이 약을 중단하고 스테로이드를 투여하라고 쓰여 있는데, 이 점이 아주 중요하다. 왜냐하면 스테로이드는 면역을 억제시키는 약이므로, 간질성 폐렴에 스테로이드를 쓰라는 이야기는 인터페론으로 면역 반응을 촉진시키면 과잉 면역 반응이 일어나고, 그 결과 간질성 폐렴이 발생한다는 것을 의료계가 이미 알고 있었다는 방증이기 때문이다. 즉 코로나19 중증 환자가 겪는 간질성 폐렴은 인터페론을 약물로 쓴 결과임을 의료진이 충분히 알고 있으며, 이러한 과잉 면역 반응을 억제하기 위해서는 면역억제제를 써야 한다고 명시해놓은 것이다.

이렇듯 정상 면역을 수행하는 사람에게 인터페론을 사용하면 간질성 폐렴이 발생할 수 있다는 것은 약물 설명서만 봐도 알 수 있는 내용인데, 질병관리청은 코로나19 중환자의 발생 원인이 인터페론이라는 것을 국내 연구진이 최초로 규명했다고 발표했으니 그야말로 놀라운 일이 아닐 수 없다. 인터페론은 내분비계 이상 및 각종 자가면역 질환의 악화, 안과 질환 및 뇌신경 질환 등의 부작용도 일으킬 수 있다고 한다.

인터페론은 폐를 포함한 호흡기는 물론이고 정신신경계, 소화기, 간, 심장, 신장, 혈액계, 감각계, 내분비계 할 것 없이 우리 몸의 모든 곳에 문제를 일으킬 수 있다. 따라서 요즘 언론을 통해 코로나19의 후유증으로 알려지는 전신 증상들이 호흡기에 문제를 일으키는 코로나19에 의한 것이 아니라 인터페론과 같은 약물에 의한 것이 아닌지 살펴볼 필요가 있다. 길을 가다 넘어져 무릎을 다쳤는데, 흉터가 온몸에 남았다고 하면 아무도 믿지 않을 테니 말이다.

덱사메타손

덱사메타손은 질병관리청에서 발표한 의료 기관용 코로나19 대응 지침에 당당하게 치료제로 이름을 올린 스테로이드 제제다. 스테로이드는 말 그대로 면역억제제제인데 당연히 일어나야 할 정상 면역을 억제하기 때문에 부작용도 만만치 않다.

첫 번째 부작용부터 인상적인데, 덱사메타손을 사용했을 때 감염성 질환이 발병하거나 악화될 수 있다는 것이다. 이는 덱사메타손뿐 아니라 대부분의 스테로이드 약제들이 가지고 있는 공통점이다. 알고 보면 이해하기 쉬운데, 이 약의 주요 작용이 정상 면역 반응을 억제하는 것이므로 이 약을 사용하면 우리 몸을 지키는 면역 세포들은 일을 하지 않게 되고, 우리 몸을 침범한 병원체는 아무 저항 없이 자유롭게 세력을 확장할 수 있으니 감염성 질환의 범위는 당연히 넓어진다.

이 밖에도 다양한 소화기 질환 및 정신신경계의 부작용, 전신 통증, 근육통, 관절통 등이 발생할 수 있다고 한다. 부종 및 고혈압, 백내장이나 녹내장 같은 눈의 이상, 결막염, 각막염, 시신경 염증 등도 나타날 수 있다. 여러 가지 과민 면역 반응을 유발하고, 면역 저하로 인해 감기도 쉽게 걸리고 피로도 쉽게 느낄 수 있다고 한다. 남성의 성 기능에도 영향을 주어 정자 수와 정자 운동성을 감퇴시키기도 한다.

이처럼 스테로이드도 각종 감염성 질환, 내분비계, 소화기계, 정신신경계, 근골격계, 혈액 및 피부 질환, 체액 및 전해질 이상, 각종 알레르기 질환과 감각 이상을 일으킬 수 있으며, 남성의 생식 기능에도 영향을 미치는 등 다양한 부작용을 가진 약이다. 따라서 코로나19 치료를 받고 퇴원한 후 이러한 증상으로 불편을 겪고 있다면 이것이 스테로이드에 의한 부작용이 아닌지 의심해볼 필요가 있다.

렘데시비르

현재 국내 중환자들에게 사용하는 렘데시비르는 개발된 후에 대중적으로 사용된 적이 없기 때문에 효과와 부작용에 대해 정확히 알려진 바가 없다는 것이 큰 문제점이다. 이 약의 설명서 내용을 그대로 옮겨보면 다음과 같다.

이 약의 임상 정보는 제한적이다. 이전에 보고되지 않은 예상하지 못한 중대한 이상 반응이 발생할 수 있으므로 이 약을 투여받는 환자에 대한 임상적, 실험실적 모니터링을 주의 깊게 실시한다. 이 약은 급성 신장애 및 간 장애를 유발할 수 있으므로, 투여 전 및 투여 기간 중 신 기능 및 간 기능을 면밀히 모니터링한다. 이 약에 의해 저혈압, 구역, 구토, 발한, 진전 등이 나타날 수 있으므로 환자의 상태를 주의 깊게 모니터링하고, 이러한 증상이나 징후가 관찰되는 경우에는 이 약을 즉시 중단하고 적절한 처치를 실시한다.

일단 이 약에 대해 축적된 자료가 많지 않다는 내용이 가장 먼저 나온다. 어찌 보면 부작용이 명시되어 있는 것보다 더 무서운 말이 될 수도 있다. 의료진이 투약할 때 부작용을 예측할 수 있으면 그에 대한 대비도 할 수 있는데, 어떤 부작용이 발생할지 모른 채 투약을 하게 되면 의료진조차 치료하면서 불안감을 갖는다. 그리고 실제로 부작용이 나타나면 이것이 약물에 의한 부작용인지, 환자의 원래 질환이 악화된 것인지 판단하기 어려워 당황하게 된다.

내용을 좀 더 살펴보면 이 약은 의료진의 책임하에 조심스럽게 사용하되 여러 가지 부작용이 발생할 가능성에 대비하여 혈액 검사, 간 기능 검사, 신 기능 검사 등을 매일 실시할 것을 권하고 있다. 혹 무슨 일이 발생하지 않는지 매일 확인하고, 환자에게 변화가 생기면 사용을 멈추고 적절한 조치를 취하라고도 말하고 있다. 그만큼 조심스럽게 사용하라는 뜻이니, 이 약을 쓰는 의료인들도 이런 약을 사용할 때는 큰 부담을 느낄 수밖에 없을 것이다.

하지만 그보다 더 큰 문제는 이 약의 부작용만큼이나 효과 또한 정확히 알려진 바가 없다는 점이다. 효과가 뛰어나면 위험을 감수하면서라도 써볼 텐데, 효과에 대한 명확한 근거도 없고 부작용 또한 잘 모른다면 굳이 이 약을 사용할 필요가 있을까? 그런데 우리나라는 왜 이 약을 쓰려고 하는 것일까?

해열진통소염제

해열진통소염제(NSAIDs) 또한 다른 약들만큼이나 부작용이 많은 약이다. 코로나19 환자들이 대부분 발열, 오한, 인후통 등의 감기 증상을 호소하기 때문에 무증상 감염자가 아니라면 이 약을 기본적으로 사용할 것이다. 특히 이 약은 국내에서 '소아 괴질'이라고 불렸던 소아 다기관 염증 증후군(MIS-C)*과의 연관성을 의심받은 약물이다. 이 질병은 신체 각 장기에 동시다발적으로 염증을 일으키고 특히 심장에 문제를 일으켜 아이들의 생명을 위협할 수 있다고 하니 해열제의 부작용을 잘 살펴보면 이 둘의 관계를 의심하는 것이 합리적인 의심인지 판단할 수 있으리라 생각한다.

일단 중요한 내용을 살펴보면 가장 먼저 눈에 띄는 것이 심장 질환에 대한 경고 문구다. 이 약을 복용하면 치명적일 수 있는 심혈관계 부작용과 혈전 반응, 즉 심계항진, 심부전, 협심증, 심근경색

---

* 소아 다기관 염증 증후군(Multisystem Inflammatory Syndrome in Childern)은 어린이들의 여러 장기에 동시다발적으로 염증이 생기는 질환으로, '가와사키병'과 유사한 임상 경과를 보인다. 두 질병 모두 심장에 문제를 일으켰을 때 아이들의 생명에 위협을 가할 수 있다고 알려져 있다.

및 뇌졸중의 위험이 증가한다고 명시되어 있다. 혈전은 응고된 피 딱지를 말하는데 이런 피딱지가 심장의 혈관을 막으면 심근경색이 되고, 뇌혈관을 막으면 뇌경색이 된다. 물론 이런 일들이 한두 번의 복용으로 일어나는 경우는 드물다. 하지만 고용량을 반복적으로 투여하거나 평소 습관적으로 진통제를 복용해온 환자라면 발생 가능성이 높아질 수도 있다.

그다음 흔히 나타나는 부작용으로는 위장 출혈 및 위궤양이다. 또 급작스러운 혈압 저하와 호흡 곤란이 오는 쇼크(shock) 현상이 일어날 수 있고, 혈액 내 적혈구·백혈구·혈소판이 모두 감소할 수 있다. 또 소화성 궤양, 크론병, 궤양성 대장염과 같은 자가면역 질환 및 혈변이 생길 수도 있다. 그리고 각종 피부 면역 질환, 간 수치 상승 및 간염·황달 등의 간 기능 장애, 호흡 곤란·쌕쌕거림·천식 발작 등의 호흡기 질환이 나타날 수 있고, 두드러기 등의 면역 과민 질환이 생길 수도 있으며, 시각 장애, 난청, 맛을 못 느끼는 미각 이상 등 감각 기관 장애가 일어날 수도 있다. 이 밖에도 뇌혈관 질환, 무균성 뇌수막염 등 뇌신경 장애가 발생하기도 한다.

많은 보호자분들이 환자의 몸에서 열이 나면 뇌에 이상이 생기는 것이 아니냐고 걱정한다. 사실 일사병이나 열사병에 의한 고체온이 아닌 상태에서 감염에 의한 발열로 뇌가 손상된다는 논문은 찾아보기 힘들다. 하지만 해열진통소염제 때문에 뇌 손상이 올 수 있다는 자료는 얼마든지 찾아볼 수 있으니 아이를 키우는 부모님이나 보호자분들은 한번 생각해볼 내용이 아닌가 싶다. 그 외에도 신장 기능에 이상이 생길 수 있으며 혈뇨, 전신 부종 등이 발생할 수 있다고 기록되어 있다.

이상으로 볼 때 역시 해열진통소염제들도 어느 한 부위에 문제를 일으키는 것이 아니라 모든 장기에 부작용을 유발할 수 있는 위험한 약임을 알 수 있다. 또한 앞에서 말한 소아 다기관 염증 증후군과의 연관성도 짐작할 수 있으리라 생각한다.

약물의 부작용도 질병이다

많은 사람들이 세균이나 바이러스, 곰팡이 등의 미생물만 질병을 일으킨다고 생각한다. 질병에 걸렸을 때 이들 병원체들을 제거하려고 노력하는 것이 일반적인 현대 의학의 패러다임인 터라 일반 대중들이 그런 생각을 하는 것도 무리는 아니다. 하지만 그러한 패러다임에도 불구하고 의학계는 그 어떤 세균이나 바이러스도 그들의 노력으로 소멸시킨 경험이 없다. 현재 소멸되었다고 하는 바이러스들도 실제로 없어졌는지 어디엔가 숨어 있는지, 아니면 다른 바이러스로 변했는지조차 확인할 수 없다. 설령 없어졌다 해도 그것이 의료진의 노력 덕분인지, 위생의 발전 덕분인지 확인할 방법이 없다. 폐렴을 일으키는 가장 흔한 원인균인 폐렴구균도 원래부터 우리 몸에 있던 세균이다. 우리 몸이 약해졌을 때 병을 일으켰다가 우리 몸이 회복하면 다시 숨는 것일 뿐, 그 어떤 항생제와 백신으로도 박멸할 수 없다.

하지만 이런 미생물들과 달리, 우리의 노력으로 없앨 수 있는 병원체들이 있다. 그것이 무엇일까? 바로 약물이다. 우리는 잘못된 의학의 패러다임에 갇혀 약물이 우리의 질병을 유발하는 병원체가 될 수 있음을 전혀 생각하지 못하고 있다. 모든 약물에 부작용이 있음을 알고는 있지만, 그것을 부작용으로만 인식할 뿐 질병으로 인식하지 못하는 것이다. 실제로 많은 노령자들이 약물로 발생한 질병을 치료한다는 이유로 또 다른 약물을 추가하여 나중엔 한 주먹만큼의 약을 복용하게 되는데도 말이다.

앞에서 설명한 약물의 부작용들을 보면 알 수 있듯이, 가벼운 호흡기 질병에 걸린 경우라도 그 병을 유발한 병원체가 무엇인지에 관계없이 약물을 잘못 복용하면 뇌를 포함한 정신신경계를 비롯하여 심장, 신장, 간, 폐, 위장에 부작용을 겪을 수 있다.

병을 일으킨 병원체는 모두 제각각인데 환자들이 공통적인 증상을 호소한다면 우리는 병의 원인을 어디에서 찾아야 할까? 당연히 환자들의 몸에 공통적으로 작용한 그 무언가에서 찾아야 한다. 이는 온 가족이 상한 죽을 먹고 설사를 했다면 그 원인을 상한 죽에서 찾는 것과 같은 이치다. 나는 우리가 겪어온 여러 전염병들(사스, 메르스, 코로나19, 스페인 독감, 신종 플루, 홍콩 독감 등)이 모두 다른 병원체에 의한 감염이었는데도 똑같은 폐 사진과 사망 소견이 나온 것을 확인했다. 그렇다면 어디에서 그 원인을 찾아야 할까? 당연히 환자들에게 사용한 공통적인 약물에서 찾아야 하지 않을까?

그런데 의료계에선 약물이 원인이 되어 발생한 질병은 대부분 원인을 알 수 없다고 말하거나, 면역계의 오작동 또는 자가면역 질환 혹은 사이토카인 폭풍이라고 말한다. 자가면역 질환, 사이토카인 폭풍은 질병의 원인이 아니라 무언가의 결과로 나타나는 현상이다. 자가면역 질환과 사이토카인 폭풍의 원인을 말해야 할 의료계가 이 것들을 질병의 원인이라고 말하다니, 이보다 심한 말장난이 어디 있는가? 이 두 가지가 진정 사망의 원인이라면, 자가면역 질환과 사이토카인 폭풍의 원인이 되는 인터페론과 스테로이드 그리고 해열제와 같은 약물이야말로 코로나19 사망자들의 직접적인 사망 원인이 되는 것이 아닐까?

확진자, 완치자, 사망자 통계의 오류

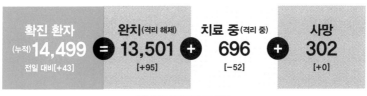

| 확진 환자 (누적)**14,499** 전일 대비[+43] | = | 완치(격리 해제) **13,501** [+95] | + | 치료 중(격리 중) **696** [-52] | + | 사망 **302** [+0] |

8월 6일 기준 코로나19 현황

이 표는 지난 8월 6일 오후 현재 국내 코로나19 확진자와 완치자 그리고 사망자를 보여주는 통계다. 여기서 틀린 용어가 하나 있는데 혹시 여러분은 찾을 수 있겠는가? 힌트를 하나 드리자면, 의료계는 처음부터 지금까지 코로나19에 치료제는 없다고 말했다. 그리고 수십 가지 약물을 새로 개발된 치료제라고 얘기했다가 이내 부정했는데, 그들이 부정한 약들은 모두 부작용이 있었다. 또 그러한 부작용들은 환자들의 생명을 연장시키는 것이 아니라 오히려 단축시키는 데 일조하기도 했다. 그럼 틀린 용어가 무엇인지 모두 알 수 있지 않을까?

그렇다. 정답은 '완치자'라는 용어다. 이들은 누군가의 노력으로 치료된 것이 아니라 스스로 회복했기 때문이다. 그러니 '완치자(cured people)'라는 용어는 현재 전 세계에서 통용되고 있는 '회복자(recovered people)'로 바꿔야 한다. 우리는 스스로 회복한 사람에게 치료했다는 말을 쓰지 않기 때문이다.

우리나라 의료계는 자신들이 코로나 환자를 치료해서 회복시켰다고 홍보하지만 그 누구도 이들을 어떻게 치료했다는 말은 하지 않고 있다.

이는 어떤 경우에도 의료인의 투약으로 치료된 예가 없다는 뜻이다. 오히려 이 질병에서 회복한 사람들은 의료진이 사용한 약물이 정상적인 면역 반응을 방해했음에도 불구하고 그조차 이겨내며 질병을 극복했다. 사정이 이런데도 의료진이 환자들을 치료해서 회복시켰다니, 또 어떻게 완치자라는 표현을 쓸 수 있는지……. 완치자는 명백히 잘못된 용어다. 의료인들은 환자들을 치료했다고 말하면 안 된다. 그렇게 말하려면 당연히 치료법과 치료제를 공개하고 치료된 사례를 발표해야 한다.

구글을 통해 검색한 한국과 미국, 영국의 통계를 비교해보면 더 놀라운 사실 하나를 발견할 수 있다. 다음 그림 중 위는 한국의 통계, 중간은 미국, 아래는 영국의 통계인데 이들 사이엔 한 가지 차이가 있다. 그것이 뭘까? 그렇다. 미국과 영국은 '완치자'란이 비어 있다. 전 세계 국가 중에 완치자라는 표현을 사용하고 또 통계를 내는 국가는 우리나라, 대한민국밖에 없다.

그럼 코로나19 사태를 총지휘하고 있는 WHO의 통계는 어떤

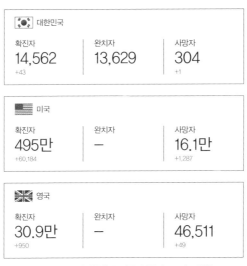

🇰🇷 대한민국		
확진자	완치자	사망자
14,562	13,629	304
+43		+1

🇺🇸 미국		
확진자	완치자	사망자
495만	–	16.1만
+60,184		+1,287

🇬🇧 영국		
확진자	완치자	사망자
30.9만	–	46,511
+950		+49

구글을 통해 검색한 한국·미국·영국의 코로나19 현황

까? WHO 역시 그 어떤 통계 자료에도 확진자와 사망자만 집계할 뿐 완치자는 집계하지 않는다. 아니, 완치자라는 표현 자체가 없다. 그런데 어떻게 우리나라 의료계와 질병관리청은 전 세계 그 누구도 공식적으로 쓰지 않는, 이 질병을 치료했다는 표현을 이처럼 버젓이 쓸 수 있을까? 도대체 누가 어떤 약으로, 어떤 방법으로, 어떤 환자를 치료했다는 말인가?

코로나19 사태 초기 의료계는 이 질병은 치료제가 없다고 말하면서 "치료제는 없지만 치료법은 있다"[129]는 역사에 남을 만한 명언을 언론에 남기기도 했다. 이 기사에는 다음과 같은 내용이 나온다.

"현재 공식적인 치료제가 없는 것은 맞지만, 바이러스 폐렴은 환자의 면역력으로 회복이 가능하다."

내가 하고 싶은 말이 바로 이 말이다. 바이러스 폐렴은 환자의 면역력으로 얼마든지 극복 가능한 질환이다. 그런데 환자 본인의 면역력으로 질병을 이겨냈을 때, 이것은 의사가 치료한 것일까 아니면 환자 스스로 극복한 것일까? "치료제는 없지만 치료법은 있다"는 말은 "치료제가 없어도 회복할 수는 있다"로 바꿔야 하지 않을까?

어떤 이들은 이런 용어의 사용이 왜 중요한지 물을 수도 있다. 하지만 이 책의 독자들은 이제 모두 알고 있을 것이다. 정상적이고 건강한 코로나19 경증 환자가 어떤 과정을 통해, 생명의 9부 능선을 넘나드는 중증 환자로 변하는지를 말이다. 전 세계 의료계는 이러한 거짓된 팬데믹이 유행할 때마다 잘못된 의료 행위와 약물의 개입으로 무고한 희생자들을 양산해왔다.

의료계는 치료라는 명목으로 온갖 약물을 시험하듯 사용하여 전염병에 떨고 있는 환자들을 위협했고, 사망자가 나올 때마다 최선을 다했노라고 말했다. 그러면서도 이런 일이 끝날 때쯤에는 항상 이 병을 회복한 이들은 모두 자신들이 치료했다는 공치사를 늘어놓으며 국민에게 의료의 필요성을 각인시켰다.

아무것도 모르는 국민들은 마땅히 잘못된 의료 행위를 지적하고 그로 인해 사망한 사람들을 추모하며 사망의 직접적인 원인을 밝히고 책임을 물어야 하는데도 약물의 위협까지도 극복하고 목숨을 지킨 사람들을 바라보며 그나마 의료인들 덕분에 이 정도로 피해를 막을 수 있었다면서 오히려 의료계의 공으로 돌렸다. 이런 상황을 어찌 이해해야 하나? 의료인들 중 어느 누가 떳떳하게 나는 국민들의 칭찬을 받을 만한 자격이 충분하다고 말할 수 있을까?

우리는 한 가지 사실을 명심해야 한다. 이런 일이 반복될 때마다 의료계는 최대의 역량을 발휘해 최선의 노력을 기울였을지는 몰라도 회복자를 늘리는 데에는 기여하지 못했을 수도 있다는 사실을 말이다. 진실을 감추는 의료가 어떻게 환자를 살리는 데 기여할 수 있겠는가? 이 점을 명심하지 않으면 언젠가 또다시 같은 상황이 닥쳤을 때, 나와 나의 가족이 전염병 팬데믹의 희생양이 되지 않는다고 누구도 장담할 수 없을 것이다.

제6장

백신이 과연
최고의 해법일까?

코로나19 치료제에 실망한 대중들의 관심은 고스란히 백신으로 옮겨갔고 여러 제약 회사는 다양한 백신 개발에 박차를 가하고 있다며 대중들을 안심시켰다. 치료제 개발에 실패한 제약 회사들이 백신 개발에는 성공할까? 한 번도 효과를 인정받지 못하고 안전성에 대한 검증 절차도 거치지 않은 코로나바이러스에 대한 다양한 종류의 백신들은 과연 인류를 대재앙에서 지켜낼 무기가 될 수 있을까?

효과 있는 백신의 전제 조건은?

이 원고를 쓰는 10월 1일 오전 9시 현재 한국의 코로나19 확진자는 총 2만 3812명, 회복자는 2만 1590명, 사망자는 413명으로 집계되고 있다. 이 통계는 어떤 의미가 있을까? 이 수치는 일반적인 면역학적 이론상 우리나라에 최소 2만 1590명은 마스크를 쓰지 않아도 되는 사람, 자가격리와 사회적 거리 두기를 하지 않아도 되는 사람이 있음을 뜻한다. 그런데 질병에 걸렸다가 회복한 사람들도 여전히 마스크를 쓰고 다니면서 방역 수칙을 지킨다. 원래는 바이러스 질환에 걸렸다가 회복하면 우리 몸에 항체라는 물질이 생성되어 얼마간은 같은 질병에 다시 걸리지 않고, 타인에게 병을 옮길 수도 없다. 왜 이들은 아직도 마스크를 쓰고 다니는 것일까?

우리가 바이러스 질환에 백신을 맞는 이유는 질병을 직접 앓지 않은 상태에서 바이러스에 대한 면역 반응을 유발하고, 그 결과물로 항체 생산을 유도하기 위해서다. 우리는 항체를 한번 만들어놓으면 동일한 바이러스가 들어와 질병을 일으키려 할 때, 우리 몸을 불편하게 하는 면역 반응을 거치지 않고 바로 미사일을 쏘듯 항체를 발사하여 병원체를 억제할 수 있다. 그러므로 우리가 백신을 통해 얻고자 하는 면역력이란 이러한 항체를 보유하고 있는 상태를 의미한다.

그럼 우리가 바이러스에 대한 항체를 얻는 가장 확실한 방법은 무엇일까? 바로 그 질병에 직접 걸리는 것이다. 예를 들어 수두를 일으키는 바이러스의 항체를 보유하는 가장 확실한 방법은 직접 수두를 앓는 것이다. 모든 아이들이 수두 백신을 접종했음에도 불구하고 해마다 수두는 유행하지만 수두를 직접 앓았던 아이들은 다시 수두에 걸리는 경우가 극히 드물다. 따라서 우리가 항체를 보유하는 가장 확실한 방법은 몸이 조금 불편하더라도 질병을 직접 앓는 것이라 할 수 있다. 그런데 코로나19 환자들 중에는 이 질병을 직접 앓았음에도 불구하고 항체 생성이 안 되는 두 부류의 환자군이 있다고 한다.

지난 7월 31일 서울대학교 의과대학 웹사이트에 〈COVID-19 확진자는 재감염될 수 있는가?〉라는 논고가 올라왔다.[130] 이 논고에 따르면, 면역 억제 약물 복용자 및 노령자 혹은 기저 질환자들처럼 항체 생산 능력에 문제가 있는 환자는 코로나19를 앓더라도 항체 생산이 유도되지 않아 재감염될 가능성이 있다고 한다. 그리고 항체 생산 능력에 문제가 없는 건강한 정상인도 코로나19 바이러스가 강력한 면역 반응을 유발할 만큼 항원성이 강하지 못하기 때문에 병을 가볍게 앓고 지나가서 생산된 항체가 충분하지 않아 재감염될 수 있다고 한다.[131]

몸이 약한 사람은 약하기 때문에, 몸이 건강한 사람은 건강하기 때문에 모두 코로나19에 감염되어도 항체 생산이 충분하지 않아 재감염될 수 있다는 것이다. 그런데 이처럼 코로나19에 직접 걸려도 항체가 생산되지 않는 사람들에게 백신을 놓아 항체 생산을 유도할 수 있을까?

직접 질병에 걸렸음에도 불구하고 항체 생성이 안 되는 사람에게 백신을 놓아 항체 생성을 유도한다는 것은 사실 무모한 도전이나 다름없다. 어떤 질병에 백신을 놓아 항체의 생성이 가능하려면 질병을 앓았던 이들은 모두 항체가 생성된다는 전제 조건이 필수적이기 때문이다. 만약 코로나바이러스가 이런 조건을 충족한다면 코로나19를 앓았던 이들은 모두 항체가 충분히 생성되었어야 한다. 또 앞에서 말한 회복자 2만 1590명은 이미 K-방역에서 제외되어 자유로운 생활을 누리고 있어야 한다. 그래야 백신 개발이 의미 있는데 안타깝게도 코로나19 바이러스는 이러한 전제 조건을 충족하지 못하고 있다. 아직 마스크를 벗지 못하는 2만 1590명의 회복자가 이를 증명하고 있는 것이다.

그럼 어떻게 하면 백신을 통해 모두에게 항체 생성을 유도할 수 있을까? 한 가지 방법이 있기는 하다. 그것은 바로 접종을 통해 넣어주는 항원의 양을 조절하거나 코로나19가 아닌 다른 항원이나 면역을 유발할 수 있는 보조제를 섞어 병원체의 항원성을 높여줌으로써 면역계가 반응하지 않고는 버티지 못하도록 면역계를 자극하는 방법이다.[132] 이렇게 하면 면역 반응이 일어나는 동안 몸은 비록 불편할 수 있어도 항체 생성의 가능성은 높일 수 있다. 아주 좋은 생각이 아닌가? 하지만 여기에도 간과할 수 없는 문제가 있다. 그것이 무엇일까?

백신 개발의 전제 조건

백신을 제조할 때 전제가 되는 조건이 몇 가지 있다.

가장 중요한 첫 번째 전제는 백신을 맞으면 다시는 동일한 질병에 걸리지 않을 정도로 충분한 양의 항체가 생산되어야 한다는 것이다. 이러한 조건이 전제되지 않으면 우리는 굳이 큰돈 들여가며 백신을 만들 필요도 없고, 그것을 맞을 필요도 없다. 그런데 어떤 사람이 백신을 맞고 항체가 생성되어 질병에 안 걸릴 것이라고 판단하기 위해서는 백신으로 생성된 항체가 이 질병에 다시 걸리지 않을 만큼 충분한 양인지 확인할 수 있는 기준이 필요하다.

하지만 안타깝게도 코로나19는 이에 대한 기준이 확실치 않다. 즉 백신으로 어느 정도의 항체를 유발해야 백신을 맞은 사람이 다시는 같은 질병에 걸리지 않는지 알 수 없다는 뜻이다. 이러한 기준도 없이 백신을 만든다는 것은 무모한 발상이며, 이런 상태에서는 백신의 효과를 검증할 방법조차 없다. 생성되는 항체의 양에 기준점과 목표점이 없는데 어떻게 백신의 효과를 검증할 수 있겠는가?

그럼 왜 코로나19는 이런 기준이 없을까? 그 이유는 기준이란 하루아침에 생기는 것이 아니기 때문이다. 우리가 1, 2, 3차, 이렇게 몇 차례에 걸쳐 나누어 맞는 여러 가지 백신의 기준은 하루아침에 완성된 것이 아니다. 오랜 기간 동안 통계적으로 어느 정도의 항체가 유지되어야 면역이 형성되는지 파악했기 때문에 백신이 세상에 나올 수 있었던 것이다. 비록 현재 시행하는 대부분의 백신은 접종한 뒤 어느 정도의 항체가 생성되는지도 확인하지 않은 채 추가 접종을 하고 있지만 말이다.

그러나 코로나19 바이러스는 항체가 충분한지 아닌지를 확인할 만한 기준조차 없다. 혹자는 상황이 상황인지라 그런 것을 따질 시간이 없다고 말한다. 하지만 이는 말이 되지 않는다. 우리는 2002년 사스를 겪고 나서 20년을 보냈다. 그사이엔 메르스도 경험했다. 같은 코로나바이러스가 20년 동안 세 번이나 전염병 사태를 일으켰으니 우리에겐 충분한 시간이 주어졌던 셈이다. 그런데 왜 우리는 이 많은 세월을 다 흘려보내고 이제 와서 부랴부랴 백신을 개발한다며 부산을 떨고 있을까?

두 번째 전제는 백신을 맞고 항체를 형성하는 과정이 실제 질병에 걸려 항체를 생성하는 과정보다 편하고 수월해야 한다는 것이다. 만약 우리가 인플루엔자 백신을 맞은 후의 고통이 인플루엔자를 직접 겪는 것보다 훨씬 더 심각하다면 누가 이런 백신을 맞겠는가? 그러므로 백신을 개발할 때는, 질병에 걸리는 것보다 불편이 덜하도록 제조해야 한다. 그래서 이 과정에 꼭 임상 시험이 필요한 것이다. 하지만 코로나19의 임상 증상들은 어떤가? 대부분 무증상 감염자이고, 아파야 가벼운 감기 환자다. 즉 질병에 걸려도 그다지 괴롭지 않다는 뜻이다.

앞에서 건강한 사람은 가볍게 앓고 지나가기 때문에, 노령자와 기저 질환자는 면역 기능의 저하로 인해 항체 생산이 제대로 되지 않아서, 이들에게 항체 생산을 유도하기 위해서는 항원의 양을 조절하거나 다른 강력한 항원 또는 보조제를 섞을 수 있다고 말한 바 있다. 만약 이렇게 된다면 백신 접종 후에 우리가 느끼는 불편감은 어떻게 될까? 모르긴 해도 코로나19에 직접 걸리는 것보다는 더 불편할 수도 있을 것 같다.

현재 제조하는 백신에 어느 정도의 항원을 넣는지, 또는 다른 항원이나 보조제를 섞는지에 대해 공개된 자료가 없다. 또 어느 정도의 부작용을 예상하는지에 대한 자료 역시 없다. 그런데 대부분 무증상 감염이거나 감기 정도의 증상을 보이는 질병을 피하려고 어떤 불편을 유발할지 알 수 없는 백신을 막무가내로 놓겠다고 하면 어떻게 받아들여야 할까? 일반인들은 물론이고 정상적인 의료인이라면 이를 용납하지 않을 것이다. 아니, 최소한 의료인들만큼은 이 백신을 맞지 않을 듯싶다.

그리고 마지막 전제는 백신을 맞았을 때 입게 되는 신체의 손상이 질병에 걸렸을 때 입는 신체의 손상보다 적어야 한다는 것이다. 이것은 앞의 내용과 비슷하면서도 다른 내용이다. 어떤 사람이 감기에 걸려 며칠간 몸살을 앓았다고 가정해보자. 몸살감기는 우리 몸에 어떤 피해를 남길까? 물론 며칠간 몸져누울 수는 있어도 정상적인 사람이라면 별다른 피해나 손상 없이 회복할 것이다. 그런데 이렇게 흔적도 없이 회복할 수 있는 질병을 피하려고 맞은 백신이 우리 몸에 어떤 손상을 남길지 전혀 모르는데도 우리는 백신을 맞아야 할까?

그러므로 백신을 평가할 때는 이것을 맞았을 때와 맞지 않았을 때 인체가 입을 수 있는 피해를 먼저 확인하고, 백신을 맞았을 때의 득과 실을 따져야 한다. 당연히 이 부분도 임상 시험이 필요한 부분이다. 하지만 그런 임상 시험이 어떻게 진행되고 있으며, 그 시험의 결과가 어떻게 나오고 있는지는 현재 공개되고 있지 않다. 더구나 코로나19 백신은 안전성 문제로 여태껏 한 번도 상용화된 적이 없는 RNA 백신과 바이러스 벡터 백신 그리고 자궁경부암 백신으로 상용화되어 여러 건의 사망 사고에 연루되었던 바이러스 유사 입자 (VLP, Virus Like Particle) 백신 등의 방식으로 개발되고 있다. 이렇게 안전성이 확보되지 않고 사용 경험도 일천한 백신을 급박하게 제조하여 충분한 임상 시험도 없이 국민에게 접종하겠다고 하는 것은 곧 백신의 생산 과정에서 부족했던 임상 시험을 국민을 대상으로 하겠다는 얘기다. 이처럼 결과를 알 수 없는 위험한 백신으로 예방하려는 질병이 고작 감기와 유사한 가벼운 질병이라면, 더구나 백신을 맞는다 해도 실제로 예방될지조차 알 수 없는 상황이라면 국민들이 이러한 위험을 감수할 필요가 있을까? 만약 국가와 질병관리청이 코로나19 접종을 국민들에게 강제하려면 이 접종으로 얻을 수 있는 효과와 안전성에 대한 충분한 자료를 공개하여 국민들을 안심시키고 설득하는 과정이 선행되어야 할 것이다.

질병의 3대 요소를 아시나요?

내가 처음 병리학을 접했던 20여 년 전, 첫 수업 시간에 교수님께서
'질병의 삼각형(disease triangle)'을 그려놓고 질병의 3대 요소를 환경,
숙주, 항원(병원체)이라고 하며, "질병은 이 세 가지 요인이 교집합
을 이루는 구역에서 발생한다"라고 말씀하셨던 기억이 아직도 또
렷하다. 즉 숙주의 몸 상태가 저하된 상태에서 좋지 못한 환경에 놓
여 있을 때 병원체에 감염되면 질병이 될 수 있고, 이 중 어느 하나

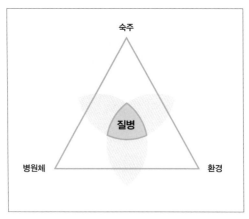

질병의 삼각형

라도 부족하면 질병이 되지 못한다는 것이 주된 개념이었다.

그런데 어느 순간부터 이러한 이야기들이 사라지기 시작했다. 아니, 이제는 의학의 고전처럼 느껴질 정도다. 의학이 발전해서일까? 그렇지는 않을 것이다. 왜냐하면 이 이야기는 전혀 전문적인 내용이 아니고 말 그대로 상식적인 내용이기 때문이다. 하지만 서양 주류 의학의 패러다임이 환자의 몸 상태와 환자가 처한 환경에 따라 다르게 치료하는 개별 맞춤 의학이 아닌 통계를 중심으로 하는 집단의학으로 옮겨가면서, 즉 의학이 산업화하면서 많은 변화가 일어났다.

의료계는 언젠가부터 질병을 바라보는 관점에서 환경과 숙주의 개념을 무시한 채 병원체에 집착하기 시작했고, 이제는 이러한 시류가 확고해진 것 같다. 똑같은 질병에 걸린다 해도 환자는 연령이 다양하고 주거 환경도 천차만별이며 질병에 걸릴 당시의 몸 상태도 제각각인데 집단의학에서는 한 가지 질병에 대한 약물을 환자가 누구냐에 관계없이 동일하게 적용한다. 그들의 연령이나 건강 상태, 주거 환경 등은 아예 무시한다. 만 1세가 채 되지 않아 면역계가 미성숙한 영아나, 면역 기능이 완성된 20세의 건장한 청년이나, 면역 기능이 쇠퇴한 90세의 노인이나 용량의 차이는 있을지언정 같은 질병에 같은 약을 처방받는다. 이것이 의학이 산업화하면서 환자들이 필연적으로 겪게 된 안타까운 현실이다.

병리학 및 감염학 교과서에는 아직 이러한 숙주 요인과 환경 요인에 대한 내용이 남아 있지만, 실제 진료를 하는 임상 의료계에서는 감염성 질환의 모든 원인이 항원에 있는 것으로 보고 있다. 따라서 질병 검사도 대부분 항원을 찾는 데 집중하고, 치료도 항원을 없애는 데 집중하면서 항생제와 항바이러스제를 오남용하기 시작했다. 하지만 이런 변화엔 아주 큰 딜레마가 있었다. 그것은 바로 의료계가 아직 그 어떤 바이러스나 세균도 자신들의 힘으로 소멸시킨 적이 없다는 점이다. 왜 그럴까? 이유는 간단하다. 인류는 세균과 바이러스를 공유하는 공동체이기 때문에 어떤 한 사람에게서 한 가지 병원체를 죽인다 해도 그 사람이 다른 사람을 만나게 되면 그 사람의 몸에 다시 그 병원체가 들어가기 때문이다. 물론 어떤 병원체를 특정해서 죽일 수 있는 약이나 백신도 개발한 적이 없지만 말이다.

그 때문에 의료계는 열심히 검사해서 찾아낸 병원체를 질병의 원인이라 해놓고, 결국 치료는 그 병원체를 없애는 데 집중하지 않고, 병원체에 대항하는 우리의 면역계를 대상으로 했던 것이다. 병원체를 제거하는 과정인 염증 반응이 마치 우리가 치료해야 하는 질병인 양 포장해가면서 말이다. 이렇듯 순수 의학, 학문으로서의 병리학과 감염학 그리고 면역학은 훌륭하지만 실제 임상에서는 그 어떤 질병도 깔끔하게 치료하지 못하고 애꿎은 면역계만 억누르는 학문으로 변질되었다.

백신도 마찬가지다. 아니, 백신이야말로 이러한 집단의학의 결정체라 할 수 있다. 한 가지 약물로 질병에 걸린 모든 환자를 치료할 수 없듯이, 한 가지 백신으로 모든 이들에게 항체 생산을 유도하는 것은 불가능한 일이다. 항체 생산 능력이 약한 노인에게 항체를 유도하기 위해 주사에 들어가는 항원의 양을 늘리거나 다른 보조제를 넣어 백신을 개발하면 젊은이들에게는 너무 강한 면역 반응을 유발하고, 정상 면역 기능을 가진 젊은이들을 기준으로 백신을 개발하면 노인들의 면역계는 반응하지 않을 것이다.

설령 의학과 과학이 눈부시게 발전하여 인류가 기적처럼 어떤 특정 병원체를 소멸시킬 수 있는 약과 백신을 개발했다 해도 이 일을 실현하기란 역시 어렵다. 그러려면 이 약과 백신을 전 인류에게 동시에 적용하여 전 인류가 공유하고 있는 동일한 병원체를 단번에 소멸시켜야 하기 때문이다. 그래야 내 몸에서 없앤 세균을 다른 사람에게서 얻어오지 않을 테니 말이다. 그런데 그 세균이 꼭 인체 내에만 있는 것이 아니라 책상에도 묻어 있고 음식에도 있고, 키우는 강아지에도 있다면 어떻게 될까? 이런 이유로 인류가 어떤 특정한 병원체를 몰살시키는 것은 처음부터 불가능한 일이 된다.

의료계는 이 같은 모순을 잘 알면서도 의학 산업이 구조적으로 집단의학의 본질을 버릴 수 없기에 그들의 뜻을 굽히지 않고 있다. 아직도 병의 원인을 병원체에서만 찾고 있으며, 환경과 숙주 요인은 무시한 채 목적이 불분명한 항생제와 항바이러스제 그리고 면역 억제제에 집착하고 있다. 그리고 마치 백신만 맞으면 모든 병원체를 소멸시켜 질병에서 해방될 수 있을 것 같은 환상을 대중들에게 심어주고 있다.

백신을 맞으면 질병에 걸려도 덜 아플까?

올해도 인플루엔자 백신 접종이 시작되었다. 매년 플루 접종을 해도 플루 환자는 줄어들지 않지만 접종에 대한 열기는 좀처럼 식지 않고 있다. 사실 신종 플루 이전에는 의료인들이 플루 접종을 지금처럼 많이 권하지 않았다. 비용은 몇만 원씩 하면서 예방은 잘되지 않으니 효과에 대한 확신도 없고, 접종을 했음에도 플루에 걸린 환자들의 불평도 부담스러웠기 때문이다. 하지만 신종 플루 이후 플루 접종이 무료가 되었고, 이후로는 대부분의 의료인들이 플루 접종을 권하기 시작했다. 대중들도 경제적 부담이 없어서인지 밑져야 본전이라는 생각으로 다들 접종하는 분위기였고, 접종한 뒤 플루에 걸려도 그다지 불만을 표하지 않았다. 공짜라면 양잿물도 마신다는 옛말 때문일까? 대중들은 의료 상품뿐 아니라 일반 상품들도 무료인 경우엔 상품에 문제가 있어도 별다른 불만을 드러내지 않는다. 일반 상품이야 문제가 있으면 그냥 버리면 되니 이런 행동을 이해할 수 있지만 내 몸에 약물이 들어오는 접종은 조금 다른 개념이다. 공짜 양잿물도 일단 마시면 뱉기가 어렵기 때문이다.

그런데 몇 년 전부터 일반 의원에서도 플루 검사를 하기 시작하면서 환자들이 플루에 걸린 것을 직접 확인했고, 그 덕분에 플루 접종을 해도 플루에 걸릴 수 있다는 점을 경험했다. 플루 검사 이전에는 일반인들이 플루와 감기를 구별할 수 없었으니 접종을 하고 플루에 걸려도 '난 접종했으니까 이건 플루가 아닐 거야'라고 생각하며 그냥 넘어갔다. 그런데 플루 검사 덕분에 대중들도 플루와 감기를 구별할 수 있게 된 것이다. 이때부터 대중들은 의료인에게 접종했는데 왜 플루에 걸렸는지 묻기도 하고, 엄마들 사이에서는 아이가 접종을 했는데도 플루에 걸렸다는 소문이 돌기도 했다. 사실 이런 일은 플루뿐만 아니라 수두나 볼거리 등 다른 질환도 마찬가지인데, 어쨌든 이런 얘기들이 조금씩 확산하자 의료인들은 조금 특이한 변명을 만들어냈다.

플루 접종을 하면 플루에 걸려도 덜 아프다는 것이 바로 그 변명이다. 우리가 어떤 바이러스에 대한 항체를 가지고 있으면 동일 바이러스는 질병을 유발하지 못해야 한다. 백신도 마찬가지다. 백신의 목표는 항체를 생산하여 동일 질병이 발병하지 않게 하는 것이다. 백신을 맞고도 동일한 질병에 걸렸다면 백신의 효과가 없는 것일 뿐, 백신 덕분에 질병을 가볍게 앓고 지나간다고 말할 수 있는 것이 아니다. 동일한 질병도 숙주가 처한 환경이나 숙주의 몸 상태에 따라 얼마든지 달라질 수 있다. 그런데 백신을 맞아서 질병을 가볍게 앓고 지나갈 수 있다고 말하면 백신으로 숙주의 몸 상태와 생활 환경에도 변화를 줄 수 있다는 뜻이 된다. 세상에 이런 대난

한 백신이 있을까?

더구나 우리가 어떤 질환에 걸렸을 때 백신 덕분에 덜 아프게 넘어간다고 말하려면 비교 대상이 있어야 하는데, 이러한 비교는 숙주가 동일한 몸 상태에서 동일한 질병에 두 번 걸려야 할 수 있다. 다시 말해 숙주가 똑같은 몸 상태와 똑같은 환경에서 한 해에 유행하는 똑같은 인플루엔자바이러스에 한 번은 접종하지 않은 상태에서 감염되고, 또 한 번은 접종한 후에 감염되어야 비교할 수 있다는 얘기다. 그런데 이런 일이 실제로 가능할까?

다시 말하지만, 병원체의 감염이 질병으로 발전하려면 숙주와 환경 그리고 병원체 이 셋이 적절히 맞물려 돌아가야 한다. 이 세 가지 요소 중 하나인 병원체에만 집중해서 그것이 우리 몸에 들어오면 마치 큰 질병이 일어난다고 생각하는 것 자체가 오류이지만, 백신을 접종하면 질병을 가볍게 앓고 지나간다는 얘기는 이보다 더 심한 오류다. 그럼에도 불구하고 아직까지 백신의 효과를 기대하고 있다면 다음 내용이 도움이 될 것이다.

최초 항원 원죄

우리가 백신을 맞는 목적은 항체를 생성하기 위함이다. 한번 항체를 생성하면 후에 동일한 병원체가 들어와 질병을 일으키려 할 때, 우리는 몸을 불편하게 하는 면역 반응을 거치지 않고 바로 항체를 생산하여 병원체를 제압하고 질병을 예방한다. 우리 몸에서 먼저 들어온 병원체를 기억했다가 이들이 다시 들어왔을 때 제압하는 일은 면역 세포 중 B세포가 담당하는데, B세포는 태생적인 단점이 하나 있다. 그것이 무엇일까? B세포는 기억해놓은 병원체와 똑같은 병원체에는 즉각 반응을 보이지만 병원체가 약간의 변이만 일으켜도 변이를 일으킨 부분에 대한 항체는 생산하지 못하고, 이전에 기억하고 있던 나머지 부분에 대한 항체만 생산한다는 점이 바로 그것이다.

이해를 돕기 위해 코로나19 바이러스와 유사한 호흡기 바이러스인 인플루엔자바이러스의 그림을 통해 살펴보자.

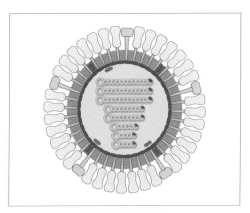

〈그림 1〉 인플루엔자바이러스

이 바이러스가 몸에 들어와 우리를 병들게 할 수 있는 것은 이 그림에 있는 표면의 돌기들을 이용하여 세포 안으로 들어오고 나갈 수 있기 때문인데, B세포가 생산하는 항체는 이 돌기들에 달라붙어 세포 안으로 들어오지 못하게 하는 역할을 한다.

그런데 문제는 인플루엔자바이러스는 변신의 귀재여서 이러한 돌기에 변화가 아주 흔하게 생긴다는 점이다. 이런 상황에선 인플루엔자 백신을 통해 생산한 항체의 효과가 떨어지고, 백신을 맞아도 다시 인플루엔자에 걸리는 안타까운 상황이 발생한다. 그럼 백신을 맞고 한 번 더 플루에 걸리면 운이 없나 보다 하고 넘어가면 되지 뭐가 문제냐 할 수도 있는데, 여기 한 가지 더 중요한 비밀이 숨어 있다.

그림 1을 보면 노란 돌기가 35개, 초록 돌기가 5개 있다. 노란 돌기는 바이러스가 세포 안으로 들어갈 때, 초록 돌기는 바이러스가 세포 밖으로 나올 때 사용하는 것들이다. 그리고 이런 돌기에 변화가 발생한 것을 우리는 변이가 일어났다고 말한다. 이 돌기들이 모두 새롭게 바뀌면 그것은 새로운 인플루엔자바이러스가 되고 약간만 바뀌면 동일한 플루 바이러스의 아형, 즉 유사 바이러스가 된다.

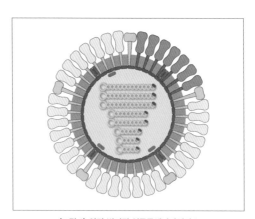

〈그림 2〉 약간 변이된 인플루엔자바이러스

그런데 문제는 이 유사 바이러스들에서 일어난다.

예를 들어 우리가 백신을 맞아 작년에 들어온 인플루엔자바이러스를 기억하고 있다고 가정하자. 그런데 이 바이러스에 변이가 생겨 그림 2와 같이 노란 돌기의 일부가 붉게 변해서 우리 몸에 들어왔다면 어떻게 될까? 물론 B세포는 기다렸다는 듯 항체를 생산하고, 생산된 항체는 노란 부분에는 작용하여 바이러스의 활동을 막지만 붉은 부분에는 작용하지 않는다. 그래서 이 바이러스는 자유로운 붉은 돌기를 이용하여 얼마든지 세포 안으로 들어갈 수 있게 된다. 애써 생산한 항체가 별다른 효과를 발휘하지 못하는 상황이 벌어지는 것이다.

그럼 다른 B세포들이 붉은 부분에 대한 항체를 만들면 되지 않느냐 하겠지만, 안타깝게도 우리 몸의 B세포들은 노란 부분에 대한 항체를 생산하는 동안 일부 변이를 일으킨 붉은 돌기는 병원체로

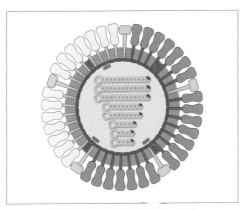

〈그림 3〉 변이가 많아진 인플루엔자바이러스

인식하지 못한다. 즉 노란 돌기는 막을 수 있지만 붉은 돌기에 대해선 속수무책인 면역 공백이 생긴다.

심지어 그림 3과 같이 붉은 돌기가 더 많을 정도로 변이가 일어나도 우리 면역계는 이 바이러스에 대한 새로운 항체를 만들 생각을 하지 않는다. 이 돌기들이 모두 다른 색으로 바뀌어 새로운 형태의 바이러스가 될 때까지 우리의 B세포는 노란 돌기에 대한 항체만 생산하는 답답한 상황이 벌어지는 것이다. 이 때문에 인플루엔자바이러스는 백신에 의해 생산된 항체로 노란 돌기에 족쇄가 채워진다 해도 붉은 돌기를 이용해 얼마든지 질병을 일으킬 수 있고, 이에 대한 면역 반응은 상당히 지연된다.

이를 의학 용어로 'original antigenic sin', 우리말로는 '최초 항원원죄'라고 한다. 이런 명칭이 붙은 이유는 우리의 면역계가 첫 번째 감염을 일으킨 병원체에 대한 면역 기억에 사로잡혀 후속 감염에 효과적인 대처를 할 수 없기 때문이라고 한다. 즉 면역계가 후속 감염에 속수무책으로 당하게 된 것은 첫 번째 감염을 일으킨 바이러스에 대한 기억 때문이니, 우리를 힘들게 한 죄는 먼저 병을 일으킨 최초 항원에 묻겠다는 의미로 명명된 것이다.

이 때문에 인플루엔자나 HIV 그리고 감기와 같은 변이가 심한 바이러스에 대한 백신은 접종을 통해 항체 생성을 한다 해도 이 항체가 질병 예방에 효과를 미치지 못할뿐더러 백신 때문에 질병에 대한 면역 공백이 생기면서 후속 감염에 대한 면역력이 약화되어 더 심한 질병을 앓는 안타까운 상황에 처할 수도 있게 된다.[133]

그러니 우리가 백신을 맞으면 질병에 안 걸리거나 걸려도 덜 아프지 않을까 하고 기대하는 것은 의학적으로 증명하기 어려운 막연한 기대일 수 있음을 알고 있어야 한다. 또한 이런 막연한 기대로 맞은 백신 때문에 실제로 질병에 걸렸을 때 정상적인 면역 반응을 수행하지 못하고 가볍게 넘어갈 질병조차 심하게 앓는 면역 공백이 생길 수 있다는 사실도 잊지 않았으면 좋겠다.

코로나19 바이러스에 대한 축적된 자료들이 많지 않아 인플루엔자바이러스를 예로 들어 설명했지만, 언론을 통해 여러 차례 알려졌듯이 주로 감기 증상을 일으키는 코로나19 바이러스도 인플루엔자바이러스만큼이나 변이가 빠른 바이러스다. 그렇다면 현재 개발하고 있는 코로나19 바이러스 백신은 우리가 코로나19라는 질병을 예방하는 데 도움이 될 수 있을까? 혹시 감기처럼 앓고 지나갈 가벼운 질병을 백신 때문에 눈덩이처럼 키우는 불상사가 생기지는 않을까?

백신이 과연 집단 면역을 형성할까?

2018년 8월 23일, 국내 유력 일간지에 〈백신, 내가 맞지 않으면 다른 사람에게 병을 전염시키는 피해를 줍니다〉라는 기사가 실렸다. 기사의 주된 내용은 백신을 맞지 않은 사람 때문에 백신을 맞은 사람이 피해를 보게 되고, 집단 면역이 형성되기 위해서는 전 국민의 95%가 백신을 맞아야 한다는 것이었다. 사실 2009년 신종 플루 이후로 우리나라는 백신을 맞지 말라고 해도 기어코 백신을 맞는 사회가 되었는데도 의료계에서는 계속 백신 접종을 독려해온 것이다.

그런데 이 기사에는 아주 큰 두 가지 오류가 있다.

첫 번째 오류는 백신을 맞지 않은 사람이 백신을 맞은 사람에게 병을 옮긴다는 주장이다.

총알이 빗발치는 전장에서 적군 중 한 사람은 총알이 뚫지 못하는 방패를 들고 있고, 다른 한 사람은 맨몸으로 서 있다고 상상해보자. 여러분이 적군을 쓰러뜨려야 하는 저격수라면 누구를 조준할까? 당연히 방패가 없는 사람을 조준할 것이다. 그런데 이런 상황에서 맨몸으로 서 있는 사람이 방패를 들고 있는 사람에게 무슨 피해를 줄 수 있을까? 그리고 이미 총알도 뚫지 못하는 방패를 들고 있으면 자신은 살 수 있으니 안심해야 정상이지 위험에 처한 옆 사람 때문에 방패를 들고 있는 자신까지 총을 맞는다는 것은 무슨 발상인가?

백신은 병원체로부터 자신을 보호하는 방패라고 할 수 있다. 즉 옆 사람이 백신을 맞았는지 안 맞았는지와는 관계없이 자신은 질병으로부터 보호된 상태라는 뜻이다. 그런데 이렇게 튼튼한 보호막을 갖춘 상황에서 주변 사람이 백신을 안 맞았으면 그 사람을 걱정하는 것이 인지상정이고 이치에 맞는 일이지 어떻게 아무 방어 수단이 없는 옆 사람이 자신에게 병을 옮긴다고 말할 수 있을까? 이것은 상식적으로 말이 안 되는 이야기다.

그럼 많은 사람들이 백신을 맞고도 다른 사람이 안 맞았다며 걱정하는 현상은 왜 생겼을까? 그 이유는 바로 의료계에서 자신들이 놓는 백신의 효과를 확신하지 못하기 때문에 백신을 맞고도 병에 걸릴 경우 그 원인을 효과가 없는 백신에서 찾지 않고 애꿎은 주변 사람들에게서 찾도록 하고, 동시에 백신을 맞지 않은 사람을 가해자로 몰아 백신 접종률을 높이려고 유도했기 때문이다. 즉 군인들에게 방패를 지급한 군수업체 사장이 자신이 만든 방패가 적군의 총알을 막지 못한다는 사실을 알고 있었기 때문에 방패를 든 군인이 총을 맞고 사망하는 경우에 대비해 핑곗거리를 제공하고, 동시에 모든 군인에게 자기 회사의 방패를 사라고 강요하는 수단으로 이용한 것이나 다름없다.

혹시 이 책을 보는 학교 선생님들이 있다면 이 점을 꼭 말씀드리고 싶다. 한 반에 있는 30명의 학생 가운데 5명이 백신을 맞지 않고 25명이 백신을 맞았다면 그 25명의 학생은 다른 5명의 학생이 백신을 맞건 안 맞건 이미 질병으로부터 보호되어야 정상이다. 그러니 백신을 안 맞은 5명의 학생을 걱정하는 것은 이해가 되지만, 그들이 병을 옮기는 숙주라고 생각하는 것은 잘못된 판단이다. 그리고 만약 백신을 맞은 25명의 아이 중 단 한 명이라도 질병에 걸린 아이가 있으면 나머지 24명이 맞은 백신도 아무 효과가 없는 것이고, 이 역시 백신을 맞지 않은 5명의 아이와는 아무 관계가 없는 것이다.

두 번째 오류는 전체 인구의 95%가 맞으면 집단 면역이 형성된다는 주장이다.

이렇게 생각해보자. 전쟁에 참가한 적군 100명 중 95명이 총알이 뚫지 못하는 방패를 들고 있고, 5명은 방패가 없다. 이런 상황에서 총만 가지고 적군을 모두 몰살시키기는 어려울 것이다. 5명을 사살한다 해도 95명은 멀쩡할 테니 말이다. 그럼 어떻게 하면 적군을 무찌를 수 있을까? 아마도 수류탄이나 박격포 등으로 무기를 바꿔야 할 것이다.

대부분의 질병을 일으키는 바이러스, 그중에서도 코로나와 인플루엔자처럼 전염병을 일으키는 바이러스들은 모두 쉽게 변이를 일으키는 바이러스들이다. 의료계도 이 바이러스가 변이를 일으켰을 때 어떤 형태가 될지 예측하기 어려운 까닭에, 혹 무서운 바이러스로 변하지 않을까 이 점을 걱정하는 것이다. 그런데 그런 변이는 언제 일어날까?

앞에서 '최초 항원 원죄'를 설명할 때 참고했던 〈인플루엔자 바이러스에 대한 최초 항원 원죄(Original Antigenic Sin Responses to Influenza Viruses)〉[134]라는 논문에는 바이러스의 변이가 일어나는 원인을 다음과 같이 밝히고 있다.

단일 인플루엔자 감염은 같은 형태의 균주에 대한 평생 면역을 제공하지만, 대중은 여전히 새로운 독감 변종에 감염되기 쉽다. 이는 바이러스가 숙주의 보호 면역을 피하기 위해 지속적으로 유전적 변이를 겪기 때문이다.

그렇다. 항원, 즉 병원체의 변이는 숙주가 병원체에 대한 대비를 하고 있을 때 이를 피하기 위해 일어나는 반응이다. 그 때문에 더 많은 숙주가 병원체에 대한 대비를 할수록 병원체의 변이는 쉽게 일어날 수 있다. 즉 많은 사람이 항체를 가지고 있을수록 바이러스의 변이가 더 빨리 일어난다는 뜻이다.

우리가 맞는 인플루엔자 백신은 어떻게 제조되는 것일까? 물론 다양한 방법이 있겠지만, 우리가 현재 사용하는 백신은 대부분 작년에 유행했던 바이러스를 바탕으로 제조되고 있다. 이런 백신을 국민들 대다수가 접종했다고 가정했을 때 어떤 일이 벌어질까? 초기 인플루엔자 유행 시기의 바이러스는 지난해 마지막 유행했던 균주가 다시 유행할 가능성이 높다. 그런데 바이러스가 숙주에 들어가보니 대다수의 숙주가 방어가 잘되어 있는 게 아닌가. 바이러스 입장에서는 적군 대다수가 방패를 들고 있는 셈이다. 이런 경우 아군이 무기를 총에서 수류탄으로 바꿨듯 바이러스도 감염을 일으킬 수 있는 형태로 변이를 일으킨다.

즉 많은 사람들이 백신을 맞았으면 작년에 유행했던 인플루엔자 바이러스가 다시 유행한다 해도 시즌 초기부터 변이가 일어나 변종 바이러스가 유행할 수 있다는 얘기다. 백신을 맞은 사람이 많을수록 바이러스의 변이가 빨리 일어난다는 뜻이니 이렇게 되면 백신을 맞은 사람은 물론이고, 시즌 초기에 이미 플루에 걸렸던 사람도 다시 플루에 걸릴 수 있다. 이는 아직 백신이 나오지 않은 코로나바이러스에도 해당되는 내용이다.

이렇게 되면 사회 불안을 일으키는 변종 바이러스의 출현을 야기한 사람은 누가 될까? 바로 동일한 항체를 가지고 있는 사람들, 즉 백신을 맞은 사람들이 된다. 이러면 앞에서 피해자라고 말했던 이들이 오히려 가해자가 되는 역설적인 상황이 발생할 수도 있다.

이 기사의 내용대로 정말 백신 접종률이 95%를 웃돌면 집단 면역이 형성된다고 가정해보자. 그럼 왜 우리나라를 비롯해 전 세계 모든 국가가 플루 접종률을 95%까지 끌어올리지 않는 것일까? 돈이 없어서일까? 또 95%의 접종률을 달성하면 우리는 더 이상 플루 없는 세상에 살 수 있을까? 절대 그럴 수는 없다. 접종률이 올라갈수록 항원 변이의 가능성은 높아져 접종한 국민 95%뿐만 아니라 접종하지 않은 5%의 국민까지도 새로운 플루 바이러스를 맞이할 것이기 때문이다.

OECD 국가 플루 백신 접종률은?

지난 2009년 겪었던 신종 인플루엔자 대유행은 우리나라 국민이 전염병에 대한 공포를 처음으로 느낀 사건이었다. 당시 WHO에 보고된 공식 확인된 사망자 수는 1만 8449명이었으며,[135] 확인되지 않은 사망자 수까지 포함하면 실제로는 약 28만 4000명으로 추정된다고 한다.[136] 하지만 2010년 9월에 수행된 후속 연구를 보면 그토록 힘겹게 넘겼던 2009년 신종 인플루엔자의 위험이 매년 유행하는 계절 인플루엔자보다 높지 않았던 것으로 확인되었다고 한다.[137] 그런데 우리는 당시 왜 그토록 난리를 피웠을까? 지나고 나니 억울한 일이 아닐 수 없다.

당시 우리 정부는 효과가 불분명한 타미플루와 플루 백신을 확보하기 위해 노력했고, 그 덕분에 우리나라의 플루 백신 접종률이 껑충 뛰기도 했다. 그런데 그처럼 위험하다던 신종 플루가 유행하던 시절, 다른 나라들도 우리처럼 백신을 많이 맞았을까?

2010년 8월 윤석용 의원(당시 한나라당)은 2009년에 정부에서 신종 플루 백신 수요를 잘못 예측하여 초과 수입을 했다며 전년도 수입한 520억 원어치의 백신을 폐기해야 한다고 주장했다. 이에 대해 질병청은 우리 정부의 초과 수입량은 다른 선진국들에 비해 적은 수준으로, 초과분은 2010년 가을과 겨울, 유통 기한이 끝나기 전에 소진할 계획이라고 반박 자료를 냈다.

국가	인구 (명)	계획량 (도즈)	사용량		잔여량 (도즈)	접종률 (%)
			(도즈)	(%)		
한국	4,800만	2,500만	1,757만	70.3	743만	36.6
미국	30,000만	22,900만	9,100만	39.7	13,800만	30.3
캐나다	3,400만	5,060만	1,500만	29.6	3,560만	44.1
영국	6,100만	9,000만	525만	5.8	8,475만	8.6
프랑스	6,500만	9,400만	500만	5.3	8,900만	7.6
독일	8,200만	5,000만	820만	16.4	4,180만	10
호주	2,201만	2,100만	660만	31.4	1,440만	30
중국	136,000만	15,100만	9,630만	63.8	5,470만	7
일본	12,800만	15,300만	3,800만	24.8	11,500만	29.6

국가별 신종 인플루엔자 백신 현황

전년도에 수입한 백신을 다음 해에 다시 사용한다는 것은 유통기한 내에 있는 백신이고, 보관 상태가 양호하다면 가능한 일이다. 하지만 전년도 플루 시즌을 준비하면서 생산한 백신은 2년 전에 유행한 인플루엔자 바이러스를 기준으로 삼은 것이다. 플루 바이러스는 한 시즌 내에도 여러 번의 변이를 거치는데 사놓은 백신이 남았다고 2008년의 바이러스를 기준으로 생산한 백신을 2010년에도 놓겠다면, 이 백신의 효과는 누가 입증할 수 있을까? 혹시 올해의 백신을 맞으나 작년의 백신을 맞으나 어차피 백신은 효과가 없다는 사실을 알고 있었던 것은 아닐까?

그런데 더 중요한 것은 그다음 내용이다. 2009년 신종 플루 당시 세계 각국에서는 필요한 백신량을 예측하여 확보했고, 당시 질병청이 발표한 자료엔 이런 내용이 잘 담겨 있다. 앞의 표에서 특징적인 국가는 영국, 프랑스, 독일 등 유럽 국가이다. 특히 영국과 프랑스는 자국의 인구수보다 많은 수의 백신을 확보했는데, 이는 당시 2회 접종을 권고했기 때문이 아닐까 싶다. 그런데 접종률이 이상하다. 영국과 프랑스, 독일은 모두 10% 이하이다. 엄청나게 사놓은 백신을 10%도 사용하지 않은 것이다. 당시 우리나라는 그렇게 위험하다고 호들갑을 떨었는데 유럽 선진국에서는 왜 이리 접종률이 저조할까? 온 국민이 다 접종해야 할 것처럼 말했던 우리나라도 백신 확보율은 52%에 불과했다. 집단 면역이 형성되려면 95%의 접종률을 보여야 한다고 말하면서 백신 확보는 겨우 50% 남짓했던 것이다.

물론 선진국의 접종률이 낮은 데는 이유가 있다. WHO에서 인플루엔자 백신 접종을 권고하는 연령은 65세 이상에 한정되어 있으며, 이마저도 권고 사항일 뿐 강제 조항이 아니다. OECD에서는 가입 국가의 플루 접종률에 대한 통계를 낼 때 65세 이상만 내고 있고, 우리나라는 가입 국가 중 접종률 1위를 차지하고 있다. 만약 통계 범위를 전 연령으로 확대한다면 2019년 65세 이상은 83.5%, 6개월에서 12세 어린이는 77.8%, 임신부는 41.8%가 접종한 우리나라는 독보적인 1위를 차지할 것이다.

사실 전 세계 대부분의 국가는 우리나라처럼 백신을 맹신하지도 않을뿐더러 정부에서 백신을 맞으라고 강요하지도 않는다. 영국[138]도 프랑스[139]도 플루 접종 권고를 65세 이상으로 한정하고 있으며,

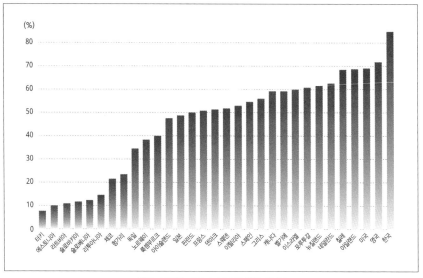

2015~2019년 OECD 국가 플루 백신 접종률

독일의 경우 권고 연령이 60세 이상으로 조금 낮지만, 건강한 어린이 및 청소년 그리고 60세 미만의 성인에게는 오히려 플루 백신을 맞지 말라고 권고하고 있다.[140] 그런데 우리나라는 플루 백신이 마치 겨울철 우리 목숨을 살리는 동아줄인 양 선전하면서 백신을 맞으라고 강요한다. 왜 이처럼 국가 간의 차이가 생기는 것일까? 그 이유는 앞에서 설명한 내용을 잘 생각해보면 알 수 있다.

코로나바이러스와 인플루엔자바이러스처럼 전염성 호흡기 질환을 일으키는 바이러스들은 대부분의 숙주가 바이러스에 대한 항체를 가지고 있을 때 빠른 변이를 일으킨다. 그 때문에 온 국민이 지난해 유행한 바이러스에 대한 항체를 가지고 있으면 올해는 유행하자마자 변이를 일으킬 가능성이 높다.

차라리 변이가 바이러스 전체에서 일어나 아예 다른 바이러스가 되면 그나마 다행인데 바이러스는 보통 부분적으로 변이를 일으키기 때문에 최초 항원 원죄 현상으로 백신을 맞은 사람들에게 일시적인 면역 공백이 생겨 회복까지 걸리는 시간이 지연된다. 이렇게 변이된 플루에 걸린 사람들이 많아지면 회복에 어려움을 겪는 사람들 또한 많아지고 사람들 사이에 이번 독감은 독해서 접종해도 소용없다는 말이 나오게 된다.

즉 대다수 국민이 접종하여 생긴 현상 때문에 부분 변이를 일으킨 바이러스에 제대로 대응하지 못하는 상황에서 이번 바이러스가 독하다며 애꿎은 바이러스 탓만 하는 것이다.

코로나바이러스와 인플루엔자바이러스처럼 변이가 많은 바이러스를 전 국민이 접종하는 것은 효율적인 접종 정책이라고 볼 수 없다. 그보다는 차라리 질병에 걸렸을 때 정말 위험한 일부 계층만 접종하게 함으로써 작년에 유행했던 바이러스에 대응하도록 하는 것이 바람직하다. 그리고 건강한 대부분의 사람은 접종 없이 플루에 걸리면 하루 이틀 정도 앓고 깔끔하게 낫는 것이 무서운 변종 바이러스의 출현을 막아 질병에 취약한 계층을 보호하는 좋은 백신 정책이 될 수 있다. 따라서 집단 면역을 한다고 전 국민 95%에게 백신을 맞히려는 정책은 변이가 빠른 전염성 호흡기 바이러스에 대응하는 적절한 방법이 될 수 없다.

그런데 우리나라 질병관리청은 아무런 이론적 근거도 없이 마치 백신을 맞으면 병에 안 걸릴 것처럼 온 국민에게 다 맞힘으로써 오히려 모두 질병에 걸리게 만드는 것은 물론 병에 걸려도 잘 낫지 않는 상황으로 몰아넣고 있으니 정말 답답한 일이 아닐 수 없다.

코로나를 예방하는 진정한 백신은?

우리 사회에서 코로나19보다 더 무섭고 위험한 바이러스와 세균이 모여 있는 곳은 어디일까? 그곳은 수많은 중환자가 입원해 있는 종합병원이다. 검사를 하지 않아 그렇지 지금 당장이라도 코로나19 검사를 하면 감염자들이 가장 많이 나올 만한 곳도 역시 대형 종합병원일 듯싶다. 누구나 한 번쯤 진료를 위해 또는 지인들의 병문안을 위해 종합병원에 가본 경험이 있을 것이다. 그런데 혹시라도 그곳을 방문할 때 질병에 대한 공포를 느꼈던 사람이 있을까? 질병에 걸릴까 두려워 병원에 들어가기 전에 마스크를 챙겨 쓰고, 환자복을 입고 지나가는 사람들을 요리조리 피해 다닌 경험이 있을까? 아마 그렇지 않을 것이다. 마스크 없이 대기실에 앉아 있거나 진료실로 들어가 진료를 받고, 때로는 과일을 먹고 주스를 마시며 지인들의 병실에서 담소를 나누기도 했을 것이다.

항생제로도 죽일 수 없는 슈퍼 박테리아와 듣도 보도 못한 바이러스가 득실대는 곳, 질병을 일으킬 수 있는 온갖 병원균들의 밀도가 가장 높은 종합병원을 우리는 아무 생각 없이, 아니 겁도 없이 들락거렸다는 얘기다. 꽃 피는 봄날과 무더운 여름날 그리고 상쾌한 바람이 부는 가을날에도 바이러스가 무서워 외출을 꺼리고, 혹나갈 일이 있을 때 마스크부터 챙기는 사람이라면 이런 종합병원에 가서 진료를 받거나 문병을 한다는 것은 거의 목숨을 걸어야 할 수 있는 일이 아닐까?

병원에 가면 마주치게 되는 의료인들은 어떨까? 병원의 진료실과 입원실에는 하루 종일 재채기와 기침을 하는 환자들을 대하는 의료인들이 있다. 이들은 바이러스와 세균 등 각종 병원체의 습격을 피할 방법이 없다. 하지만 코로나 사태 전에는 이들도 수술실이나 중환자실 등 일부 근무자를 제외하곤 아무도 마스크를 착용하지 않았다. 그런데 우리의 현재 상식대로라면 이런 환경에서 마스크도 없이 근무한다는 것은 거의 목숨을 내놓는 것과 같은 행위가 아닐까? 아니, 마스크가 아니라 그 이상의 보호 장비를 착용한다 해도 병원에 근무하는 의료인 중 최소 절반은 1년 내내 질병에 걸려 생사를 넘나드는 사투를 벌여야 할 것 같기도 하다.

그럼 건강이 좋지 않아 면역력이 떨어진 환자들이 종합병원에 입원하는 것은 어떻게 봐야 할까? 면역력이 저하된 상태에서 종합병원에 머물며 숙식을 해결한다는 것은 총칼도 방패도 없이 적의 포탄이 떨어지고 총알이 빗발치는 전쟁터로 나가는 것과 같지 않을까? 혹시 임종을 맞이하는 마음으로 생의 마지막에 누울 자리를 찾는 것이 아니라면, 정말 입원을 해야 할지 말아야 할지 다시 한번 신중히 생각해야 하지 않을까?

그런데 정말 신기하게도 우리는 병문안을 다녀와서 병에 걸렸다는 얘기를 들어보지 못했고, 매일 병에 걸려 금방 죽을 것처럼 골골거리는 의료인들도 보지 못했다. 오히려 생사를 넘나들던 환자가 병원에 입원했다가 건강한 모습으로 퇴원하는 모습을 보기도 했다. 이는 현재 우리의 상식대로라면 현실에서 일어날 수 없는 기적 같은 일이 아닐까?

　주변을 한번 둘러보자. 일반 대중들이 현재 믿고 있는 것들과 뉴스에서 나오는 질병관리청의 주장들이 모두 사실이라면 아무도 없는 곳에서 평생 혼자 사는 사람은 감기가 뭔지도 모르고 지내야 하고, 종합병원에 근무하는 사람들과 입원한 환자들은 매일 목숨을 내건 사투를 벌여야 한다. 하지만 그런 일은 전혀 일어나지 않고 있으며, 앞으로도 일어나지 않을 것이다. 왜일까?

　우리의 몸을 지키는 면역계는 나라를 지키는 군대와 같다. 군인들은 전쟁이 없는 평화로운 시대에도 일정 수준의 훈련으로 항상 긴장감을 유지해야 한다. 이런 훈련 과정이 없다면, 전쟁이 났을 때 겁을 먹고 우왕좌왕할 것이고, 전쟁에서 승리할 수 있는 용맹한 모습을 보여줄 수 없을 테니 말이다. 그래서 군인들은 사시사철 다양한 훈련을 통해 전투력과 긴장감을 유지하며 언제 일어날지 모르는 전쟁에 대비한다.

　우리의 면역계도 이와 똑같다. 우리는 매일 집 밖에서 참여하는 여러 활동을 통해 자연과 교감하고 날씨에도 적응한다. 또 많은 사람들을 만나 웃고 떠들며 서로의 엔도르핀을 높여주고, 각자가 사는 지역에 퍼져 있는 병원체들을 서로에게 전달하고 공유한다.

이렇듯 우리는 멀리 사는 사람들과의 교류를 통해 다른 지역에 있는 다양한 병원체를 간접적으로 경험함으로써, 혹 나중에 그 지역에 놀러 가 그곳에만 있는 병원체에 감염되더라도 능숙히 처리할 수 있는 소중한 면역 경험을 얻게 된다. 이 같은 타인과의 교류는 우리의 면역력을 성장시키고 항체의 범위를 넓혀나가는 중요한 면역 학습의 기회로 작용한다. 다시 말해 우리가 다른 지역의 사람들과 교류할 때 우리는 타인에게 병원체를 옮기는 가해자가 되는 것이 아니라 우리의 일부를 공유함으로써 서로의 면역계를 성장시키는 공여자가 된다는 뜻이다. 이런 이유로 앞에서 말했던 종합병원의 근무자들도 질병을 유발하는 수많은 병원체와 함께 생활하면서도 오히려 그들의 자극 덕분에 깨어 있는 면역계를 보유하게 되고, 특별한 이유 없이는 질병에 걸리지 않고 건강하게 지낼 수 있는 것이다.

우리가 국내외 여러 지역으로 다니는 여행도 훌륭한 면역 학습의 기회를 제공한다. 여행을 통해 견문을 넓히고 인생의 경험을 쌓는 동안 우리의 면역계도 다양한 환경과 사물을 접하고 그곳에 있는 공기와 물 그리고 미생물들에 대한 적응력을 키운다. 또 여행지에서 얻은 미생물들을 우리가 사는 곳으로 몸소 옮겨와 주변 사람에게 전달하며 그들에게 간접 경험의 기회를 제공하여 혹시라도 그들이 나중에 내가 여행한 곳을 가더라도 쉽게 적응할 수 있도록 돕기도 한다. 이 같은 여행과 인적 교류 그리고 정상적인 사회생활을

통해 우리는 알게 모르게 스위스도 다녀오고 독일도 다녀오며 경상
도도 가고 전라도도 가는 등 전 세계 각국과 국내 각 지역의 환경과
미생물에 적응하는 능력을 키워가는 것이다. 이러한 자연스러운 삶
의 과정에서 수많은 미생물과 병원체는 우리 몸을 들락거리며 우리
의 면역계를 자극하고, 우리 면역계는 이런 자극을 통해 일정한 수
준의 긴장감을 유지하며 이들 중 일부가 반란을 일으켰을 때 능숙
히 제압할 수 있는 능력을 갖추게 된다. 그리고 그 능력을 바탕으로
낯선 곳의 새로운 병원체가 공격해와도 언제든 제압할 수 있는 용
맹한 면역계로 키워나가는 것이다.

따라서 건강한 신체와 튼튼한 면역력을 유지하기 위해서는 정상
적인 사회 활동과 사람 간의 교류는 물론이고 국내외의 여행도 자
유롭게 허용해야 한다. 사람들의 자유로운 이동이야말로 언제든 발
생할 수 있는 새로운 질병에 대한 그 어떤 인공적인 백신도 대체할
수 없는 강력한 천연 백신이 되기 때문이다.

유리 감옥에 갇힌 사람들

지난 2월, 코로나 사태가 터진 이후로 사람들은 되도록 외출을
삼가며 주로 실내에서 지냈다. 제한된 환경에서 한정된 사람만 만
나고, 제한된 공기만 마시면서 생활했다. 밖에 나갈 때마다 마스크
를 써서 외부 공기를 차단했고, 운동이나 취미 활동도 중단했으며,
친구들과의 모임도 자제했다.

이 기간 동안 우리 면역계를 자극할 만한 물질의 유입은 대폭 줄

어들었다. 그리고 긴장을 유지해야 할 우리 면역계는 긴장은 고사하고 그간 쌓아온 능력치마저 일정 부분 손실을 보게 되었다. 어른들이야 수십 년간 살아오며 쌓아놓은 항체들도 있고, 생활을 유지하기 위해 바깥 활동을 이어갔기 때문에 실제로 입은 피해가 작다고 하지만, 한창 다양한 환경을 접하며 면역계를 성장시켜야 하는 아이들은 그 피해를 가늠하기조차 쉽지 않을 정도다.

외부 환경을 차단하고 제한된 환경에서 한정된 사람만 만나다 보면, 우리 면역계는 훈련 부족으로 긴장이 풀려 전쟁을 두려워하는 군인들처럼 나약하고 예민해진다. 겁 많은 군인이 사슴 발소리에 놀라 총을 난사하거나 참호 밑으로 숨어버리듯, 약해진 면역계는 작은 환경 변화에도 예민하게 반응하고, 정작 병원체가 질병을 일으키면 속절없이 무너지며 그들이 원하는 몸의 일부를 내준다.

우리 국민들이 자유를 포기하고 질병관리청의 방역 수칙을 지키면서 답답한 실내 생활도 마다하지 않았던 이유는 자신과 가족의 건강을 지키고 이 사태가 빨리 진정되기를 바라는 마음에서였을 것이다. 하지만 안타깝게도 국가의 방역 시책을 충실히 따름으로써 얻은 결과가 우리의 예상과는 반대로 나타났다. 즉 우리가 건강을 지키기 위해 자유까지 포기하며 따랐던 방역 정책이 오히려 평생 차곡차곡 쌓아온 면역력마저 훼손시켰으며, 이 사태를 언제 끝날지도 모르는 막막한 국면으로 몰아가고 있다는 뜻이다.

국민의 건강을 수호한다는 명분으로 우리의 자유를 속박했던 질병관리청은 자유만 빼앗은 것이 아니라 우리의 건강한 면역력까지 일정 부분 훼손시켰으며, 이제는 국민들이 성분조차 불분명한 백신을 접종하도록 몰아가고 있다. 국민을 1년간 유리 감옥에 가두고 하루 한 공기의 흰죽만 먹게 한 이들이 이제는 배불리 먹게 해주겠다며 자신도 먹어보지 않은 음식을 한 사발 가득 내민 꼴이다. 우리는 그들의 행동을 호의로 생각하며 눈물을 머금고 그 음식을 삼켜야 할까?

우리는 유리 감옥과 같은 실내에 갇혀 1년을 보내고, 이전보다 못한 면역력으로 다시 추운 겨울을 맞이하게 되었다. 이렇게 저하된 면역력으로 추운 겨울을 아무 탈 없이 보낼 가능성은 매우 희박하다. 하지만 우리가 강력한 본연의 백신, 즉 우리의 타고난 면역력을 되찾기 위해서는 추운 날씨를 두려워하지 말고 바깥 활동을 열심히 해야 한다. 그리고 그 과정에서 겪게 될 자잘한 질병들을 슬기롭게 극복해야 한다.

우리가 자유로운 활동을 통해 얻은 감기로 어려움을 겪는 모습을 보면 질병관리청은 다시 코로나가 확산하기 시작했다고 말할 것이다. 그런 얘기가 언론을 통해 흘러나올 때, 우리가 이 우습지도 않은 감기로 고생하는 원인을 그동안 갇혀 지낸 데에서 찾지 않고, 다시 유행하기 시작한 바이러스 때문이라고 생각한다면, 우리는 결코 이와 같은 통제와 백신 정책에서 벗어날 수 없다.

그러니 우리와 우리 아이들이 추운 계절에 호흡기 질환으로 고생한다면, 그것은 우리가 1년간 갇혀 지내면서 마스크를 썼기 때문에 어쩔 수 없이 겪어야 하는 통과 의례라고 생각하며 순순히 받아들여야 한다. 오히려 이런 질병의 과정은 그간 느슨해진 면역계가 다시 정신을 바짝 차리고 전열을 재정비할 기회가 될 수 있으므로 전혀 손해 볼 일도 아니고 잔뜩 긴장할 정도로 큰 싸움도 아니다. 이런 과정을 통해 그동안 손상되었던 우리의 면역력을 회복한다면 그때는 큰 목소리로 이렇게 외칠 수 있는 자신감 또한 얻을 것이다.

"우리를 지킬 수 있는 가장 강력한 백신은 우리 몸에 꽂히는 바늘과 그 안에 들어 있는 정체불명의 약물이 아니라, 우리가 밖으로 나가 정상적인 활동을 하고 동료들과 어울리며 자유를 만끽하는 것, 바로 그것이 우리의 건강을 지키는 가장 강력한 백신"이라고 말이다.

참고 문헌

1) A. R. Fehr and S. Perlman, "Coronaviruses: An overview of their replication and pathogenesis", in *Coronaviruses: Methods and Protocols*, 2015.

2) Thao Doan 외 3명, 이만형 옮김, 《리핀코트의 그림으로 보는 면역학》, 신일북스, 2008, 41~53쪽.

3) A. Shimabukuro-Vornhagen et al., "Cytokine release syndrome", *Journal for ImmunoTherapy of Cancer*, 2018.

4) M. G. Netea, B. J. Kullberg, and J. W. M. Van der Meer, "Circulating cytokines as mediators of fever", 2000; Suppl 5: S178~184.

5) M. Inaoka, M. Kimishima, R. Takahashi, and T. Shiohara, "Non-steroidal anti-inflammatory drugs selectively inhibit cytokine production by NK cells and γδ T cells", *Exp. Dermatol.*, 2006; 15(12): 981~990.

6) S. Wöhrl, "NSAID hypersensitivity – recommendations for diagnostic work up and patient management", *Allergo Journal International*, 2018; 27(4): 114~121.

7) S. Wöhrl, "NSAID hypersensitivity – recommendations for diagnostic work up and patient management", *Allergo Journal International*, 2018; 27(4): 114~121.

8) M. G. Netea, B. J. Kullberg, and J. W. M. Van der Meer, "Circulating cytokines as mediators of fever", 2000; Suppl 5: S178~184.

9) M. Inaoka, M. Kimishima, R. Takahashi, and T. Shiohara, "Non-steroidal anti-inflammatory drugs selectively inhibit cytokine production by NK cells and γδ T cells", *Exp. Dermatol.*, 2006; 15(12): 981~990.

10) S. Wöhrl, "NSAID hypersensitivity – recommendations for diagnostic work up and patient management", *Allergo Journal International*, 2018; 27(4): 114~121.

11) A. Shimabukuro-Vornhagen et al., "Cytokine release syndrome", *Journal for ImmunoTherapy of Cancer*, 2018.

12) W. H. Vogel, "Infusion reactions: Diagnosis, assessment, and management", Clin. *J. Oncol. Nurs.*, 2010; 14(2).

13) E. J. C. Kendall, M. L. Bynoe, and D. A. J. Tyrrell, "Virus isolations from common colds occurring in a residential school", *Br. Med. J.*, 1962; 2 (5297): 82~86.

14) Richmond C, "David Tyrrell", *Br. Med. J.*, 2005; 330 (7505): 1451.

15) 류왕식 외, 《바이러스학》 제2판, 라이프사이언스, 2010, 201쪽.

16) John E. Bennett, Raphael Dolin, Martin J. Blaser, Gerald L. Mandell, *Mandell, Douglas, and Bennett's Principles and Practice of Infectious Diseases*, 7th ed., Churchill Livingstone Elsevier, 2009, p. 2187.

17) C. H. Hsiao, M. Z. Wu, S. W. Hsieh, L. C. Chien, K. C. Hwang, and I. J. Su, "Clinicopathology of severe acute respiratory syndrome: An autopsy case report", *J. Formos. Med. Assoc.*, 2004; 103(10): 787~792.

18) Jiang Gu, Christine Korteweg, Pathology and Pathogenesis of Severe Acute Respiratory Syndrome, Am J Pathol. 2007; 170(4): 1136~1147.

19) J. Gu and C. Korteweg, "Pathology and pathogenesis of severe acute respiratory syndrome", *American Journal of Pathology*, 2007; 48(6): 742~748.

20) J. Dyall et al., "Middle East Respiratory Syndrome and Severe Acute Respiratory Syndrome: Current Therapeutic Options and Potential Targets for Novel Therapies", *Drugs*. 2017.

21) Martin Schwaiblmair, Werner Behr, "Drug Induced Interstitial Lung Disease", *Open Respir Med J*, 2012; 6: 63~74.

22) 통계청, 〈2018 사망 원인 통계 보도 자료〉, 2019년 9월.

23) Universty of Cambridge, "Combination of diabetes and heart disease substantially reduces life expectancy", https://www.cam.ac.uk/research/news/combination-of-diabetes-and-heart-disease-substantially-reduces-life-expectancy, 2020. 11. 11.

24) E. Di Angelantonio et al., "Association of cardiometabolic multimorbidity with mortality," JAMA - J. Am. Med. Assoc., 2015.

25) 한국일보, 〈신종 코로나 사망자 165명 중 기저 질환 없는 이는 단 1명〉, https://www.hankookilbo.com/News/Read/202004011602012810, 2020. 11. 12.

26) 안효섭, 《홍창의 소아과학》 제10판, (주)미래엔, 2012, 633쪽.

27) Centers for Disease Control and Prevention, "Vaccines & Immunizations", https://www.cdc.gov/vaccines/vac-gen/howvpd.htm, 2020.

28) Centers for Disease Control and Prevention, "Vaccines & Immunizations", https://www.cdc.gov/vaccines/vac-gen/howvpd.htm, 2020.

29) World Health Organization, "CHILDREN ARE NOT LITTLE ADULTS", https://www.who.int/ceh/capacity/Children_are_not_little_adults.pdf, 2020.

30) SBS 뉴스, 〈코로나19 치사율, 인플루엔자보다 높고 메르스보다 낮은 듯〉, https://news.sbs.co.kr/news/endPage.do?news_id=N1005657611&plink=COPYPASTE&cooper=SBSNEWSEND, 2020. 2. 20.

31) M. Chan-Yeung and R. H. Xu, "SARS: Epidemiology", *Respirology*, 2003; S9~14.

32) T. J. Franks et al., "Lung pathology of severe acute respiratory syndrome (SARS): A

study of 8 autopsy cases from Singapore", *Hum. Pathol.*, 2003; Volume 34, No. 8.

33) 서울대학교 의과대학 편, 《호흡기학》, 서울대학교 출판부, 2007, 160쪽.

34) A. R. Fehr, R. Channappanavar, and S. Perlman, "Middle East Respiratory Syndrome: Emergence of a Pathogenic Human Coronavirus", *Annual Review of Medicine*, 2017, pp 387~399.

35) Richard Kradin, *Diagnostic Pathology of Infectious Disease*, Saunders, 2010.

36) T. C. King, "Respiratory Tract and Pleura", in *Elsevier's Integrated Pathology*, 2007.

37) John E. Craighead MD, *Pathology and Pathogenesis of Human Viral Disease*, Academic Press, 2000.

38) John E. Craighead MD, *Pathology and Pathogenesis of Human Viral Disease*, Academic Press, 2000.

39) M. Sato et al., "Revisiting the pathologic finding of diffuse alveolar damage after lung transplantation", *J. Hear. Lung Transplant.*, 2012; 31(4): 354~363.

40) A. Khoor, "Pathology of Lung Transplantation", in *Practical Pulmonary Pathology: A Diagnostic Approach A Volume in the Pattern Recognition Series*, 2017.

41) 대한결핵및호흡기학회, 《호흡기학》, 군자출판사, 2007, 560쪽.

42) F. B. Askin and A. L. A. Katzenstein, "Pneumocystis infection masquerading as diffuse alveolar damage. A potential source of diagnostic error", *Chest*, 1981, pp. 420~422.

43) S. Herfst et al., "Pandemic 2009 H1N1 Influenza Virus Causes Diffuse Alveolar Damage in Cynomolgus Macaques", *Vet. Pathol.*, 2010.

44) 대한결핵및호흡기학회, 《호흡기학》, 군자출판사, 2007, 457쪽.

45) 대한소아알레르기및호흡기학회, 《소아 알레르기 호흡기학》, 군자출판사, 2005, 545쪽.

46) Martin Schwaiblmair, Werner Behr, "Drug Induced Interstitial Lung Disease", *Open Respir Med J*, 2012; 6: 63~74.

47) M. Ramos-Casals, R. Perez-Alvarez, M. Perez-De-Lis, A. Xaubet, and X. Bosch, "Pulmonary disorders induced by monoclonal antibodies in patients with rheumatologic autoimmune diseases", *American Journal of Medicine*, 2011; 124: 386~394.

48) R. J. Zitnik and J. A. D. Cooper, "Pulmonary disease due to antirheumatic agents", *Clinics in Chest Medicine*, 1990; 11: 139~150.

49) A. B. Fernández, R. H. Karas, A. A. Alsheikh-Ali, and P. D. Thompson, "Statins and interstitial lung disease: A systematic review of the literature and of food and drug administration adverse event reports", *Chest*, 2008; 134: 824~830.

50) Martin Schwaiblmair, Werner Behr, "Drug Induced Interstitial Lung Disease", *Open Respir Med J*, 2012; 6: 63~74.

51) 대한결핵및호흡기학회, 《호흡기학》, 군자출판사, 2007, 463쪽.

52) D. R. Hess, "Approaches to conventional mechanical ventilation of the patient with acute respiratory distress syndrome", *Respir. Care*, 2011.

53) R. E. Hoesch et al., "Acute lung injury in critical neurological illness", *Crit. Care Med.*, 2012; Volume 40, Issue 2. pp. 587~593.

54) 서울대학교 의과대학 편, 《호흡기학》, 서울대학교 출판부, 2007, 175~186쪽.

55) 대한결핵및호흡기학회, 《호흡기학》, 군자출판사, 2007, 942~943쪽.

56) Martin Schwaiblmair, Werner Behr, "Drug Induced Interstitial Lung Disease", *Open Respir Med J*, 2012; 6: 63~74.

57) M. Oruc, B. Esen, M. Taylan, Y. Nergis, and A. Şahin, "The role of duration of hyperbaric oxygen therapy on lung injury: An experimental study lung injury and hyperbaric oxygen therapy", *Turkish Thorac. J.*, 2018; 19(2): 61~65.

58) 대한결핵및호흡기학회, 《호흡기학》, 군자출판사, 2007, 942~943쪽.

59) Vinay Kumar, Abul K. Abbas, Jon C. Aster, 범문에듀케이션 편집부, 《Robbins & Cotran 병리학》 제9판, 범문에듀케이션, 2018, 77쪽.

60) 하버드 의과대학 지음, 서울대 의과대학 가정의학과 감수, 《하버드 메디컬 스쿨 가정의학 가이드》, 동아일보사, 2002, 871쪽.

61) 대한결핵및호흡기학회, 《호흡기학》, 군자출판사, 2007, 77쪽.

62) Anthony Fauci, Dennis L. Kasper, J. Larry Jameson, *Harrison's Principle of Internal Medicine 19th Ed*, MCGRAW-HILL COMPANY, 2014, p. 243.

63) Z. Xu et al., "Pathological findings of COVID-19 associated with acute respiratory distress syndrome", *Lancet Respir. Med.*, 2020.

64) D. S. Hui, "Systemic corticosteroid therapy may delay viral clearance in patients with middle east respiratory syndrome coronavirus infection", *American Journal of Respiratory and Critical Care Medicine*, 2018; Volume 197, Issue 6.

65) W. C. Yu, D. S. C. Hui, and M. Chan-Yeung, "Antiviral agents and corticosteroids in the treatment of severe acute respiratory syndrome (SARS)", *Thorax*, 2004.

66) Bertram G. Katzung, 전국의과대학 약리학교실, 《Katzung 약리학》 제11판, 고문사, 2011, 818~819쪽.

67) Medscape, "Immunosuppressive Therapies in Organ Transplantation", https://www.medscape.com/viewarticle/437182, 2020, 11.

68) M. G. Netea, B. J. Kullberg, and J. W. M. Van der Meer, "Circulating cytokines as mediators of fever", 2000.

69) Bertram G. Katzung, 전국의과대학 약리학교실, 《Katzung 약리학》 제11판, 고문사, 2011, 1173쪽.

70) Thao Doan 외 3명, 이만형 옮김, 《리핀코트의 그림으로 보는 면역학》, 신일북스, 2008, 441~442쪽.

71) Bertram G. Katzung, 전국의과대학 약리학교실, 《Katzung 약리학》 제11판, 고문사, 2011, 1035쪽.

72) 의학신문, 〈일본 인터페론 부작용 22명 사망〉, http://www.bosa.co.kr/news/articleView.html?idxno=126504, 2020.

73) 厚生労働省, "重篤副作用疾患別対応マニュアル, 間質性肺炎", https://www.mhlw.go.jp/topics/2006/11/dl/tp1122-1b01.pdf, 2020.

74) Electronic Medicines Compendium, "Lopinavir /Ritonavir 200 mg / 50 mg film-coated tablets", https://www.medicines.org.uk/emc/files/pil.10479.pdf, 2020.

75) 대한진단검사의학회, 〈프로칼시토닌〉, https://labtestsonline.kr/tests/pct, 2020.

76) LAB TESTS ONLINE, "Interleukin-6", https://labtestsonline.org/tests/interleukin-6, 2020

77) M. Zimmermann et al., "IFNα enhances the production of IL-6 by human neutrophils activated via TLR8", *Sci. Rep.*, 2016.

78) Martin Schwaiblmair, Werner Behr, "Drug Induced Interstitial Lung Disease", *Open Respir Med J*, 2012; 6: 63～74.

79) B. A. Ripley, T. Kelil, and R. R. Gill, "Deciphering drug-induced interstitial lung disease: A mechanistic approach", *Appl. Radiol.*, 2016.

80) 김우주, 〈인플루엔자 판데믹의 역학적, 임상적 특성(1918년부터 2009년까지)〉, *Infection & Chemotherapy*, Vol. 41, Suppl. 2, 2009.

81) K. M. Starko, "Salicylates and pandemic influenza mortality, 1918～1919 pharmacology, pathology, and historic evidence", *Clinical Infectious Diseases*, 2009, pp. 1405～1410.

82) The Newyork Times, "In 1918 Pandemic, Another Possible Killer: Aspirin", https://www.nytimes.com/2009/10/13/health/13aspirin.html, 2020. 5.

83) John E. Bennett, Raphael Dolin, Martin J. Blaser, Gerald L. Mandell, *Mandell, Douglas, and Bennett's Principles and Practice of Infectious Disease*s 7th Ed., Churchill Livingstone Elsevier, 2009, p. 185.

84) John E. Bennett, Raphael Dolin, Martin J. Blaser, Gerald L. Mandell, *Mandell, Douglas, and Bennett's Principles and Practice of Infectious Diseases,* 7th Ed., Churchill Livingstone Elsevier, 2009, p. 3.

85) John E. Bennett, Raphael Dolin, Martin J. Blaser, Gerald L. Mandell, *Mandell, Douglas, and Bennett's Principles and Practice of Infectious Diseases,* 7th Ed., Churchill Livingstone Elsevier, 2009, p. 185.

86) Dorland, *Dorland's Illustrated Medical Dictionary,* 32nd ed., Elsevier, 2011, p. 534.

87) Tindall Gask Bentley Lawyers, "What is the Difference Between an 'Injury' and 'Disease' for Commonwealth Injury Claims?", https://tgb.com.au/injured-people/what-is-the-difference-between-an-%E2%80%9Cinjury%E2%80%9D-and-

%E2%80%9Cdisease%E2%80%9D-for-commonwealth-injury-claims/, 2020. 11.

88) John E. Bennett, Raphael Dolin, Martin J. Blaser, Gerald L. Mandell, *Mandell, Douglas, and Bennett's Principles and Practice of Infectious Diseases*, 7th Ed., Churchill Livingstone Elsevier, 2009, p. 186.

89) Ronald Eccles, Olaf Weber, *Common Cold*, Birkhäu6er Advances in Infectious Diseases book series (BAID), 2009, p. 130.

90) 류왕식, 《바이러스학》 제2판, 라이프사이언스, 2010, 365~366쪽.

91) C. Hilscher, W. Vahrson, and D. P. Dittmer, "Faster quantitative real-time PCR protocols may lose sensitivity and show increased variability", *Nucleic Acids Res.*, 2005, p. e182.

92) A. Tahamtan and A. Ardebili, "Real-time RT-PCR in COVID-19 detection: issues affecting the results", *Expert Review of Molecular Diagnostics*, 2020.

93) M. C. Chang, J. Hur, and D. Park, "Interpreting the COVID-19 Test Results: A Guide for Physiatrists", *American Journal of Physical Medicine and Rehabilitation*, 2020.

94) B. Atkinson and E. Petersen, "SARS-CoV-2 shedding and infectivity", *The Lancet*, 2020; vol 395, issues 10233, pp. 1339~1340.

95) Jefferson T, ; Spencer Ea, ; Brassey, and ; Heneghan, "Viral cultures for COVID-19 infectivity assessment-a systematic review 2 3", *medRxiv*, 2020.

96) World Health Organization, "Protocol : Real-time RT-PCR assays for the detection of SARS-CoV-2",https://www.who.int/docs/default-source/coronaviruse/ real-time-rt-pcr-assays-for-the-detection-of-sars-cov-2-institut-pasteur-paris. pdf?sfvrsn=3662fcb6_2, 2020. 08.

97) National Center for Biotechnology Information, "Homo sapiens chromosome 8, GRCh38.p13 Primary Assembly", https://www.ncbi.nlm.nih.gov/nucleotide/NC _000008.11?report=genbank&log$=nuclalign&from=63648346&to=63648363, 2020. 8.

98) Bulgarian Pathology Association, "COVID19 PCR Tests are Scientifically Meaningless", https://bpa-pathology.com/covid19-pcr-tests-are-scientifically- meaningless/, 2020. 8.

99) 류왕식, 《바이러스학》 제2판, 라이프사이언스, 2010, 382쪽.

100) 김우주, 〈인플루엔자 판데믹의 역학적, 임상적 특성(1918년부터 2009년까지)〉, *Infection & Chemotherapy*, Vol. 41, Suppl. 2, 2009.

101) A. Moustafa et al., "The blood DNA virome in 8,000 humans", *PLoS Pathog.*, 2017.

102) L. Morawska, "Droplet fate in indoor environments, or can we prevent the spread of infection?", 2006.

103) John E. Bennett, Raphael Dolin, Martin J. Blaser, Gerald L. Mandell, *Mandell,*

Douglas, and Bennett's Principles and Practice of Infectious Diseases 7th Ed., Churchill Livingstone Elsevier, 2009, p. 809.

104) John E. Bennett, Raphael Dolin, Martin J. Blaser, Gerald L. Mandell, *Mandell, Douglas, and Bennett's Principles and Practice of Infectious Diseases* 7th Ed., Churchill Livingstone Elsevier, 2009, p. 2187.

105) L. Morawska, "Droplet fate in indoor environments, or can we prevent the spread of infection?", 2006.

106) M. Nicas, W. W. Nazaroff, and A. Hubbard, "Toward understanding the risk of secondary airborne infection: Emission of respirable pathogens", *J. Occup. Environ. Hyg.*, 2005.

107) R. S. Papineni and F. S. Rosenthal, "The size distribution of droplets in the exhaled breath of healthy human subjects", *J. Aerosol Med. Depos. Clear. Eff. Lung*, 1997.

108) L. J. Radonovich et al., "N95 respirators vs medical masks for preventing influenza among health care personnel: A randomized clinical trial", *JAMA - J. Am. Med. Assoc.*, 2019.

109) 류왕식, 《바이러스학》 제2판, 라이프사이언스, 2010, 3~4쪽.

110) B. Van Den Borst, H. R. Gosker, M. P. Zeegers, and A. M. W. J. Schols, "Pulmonary function in diabetes a metaanalysis", *Chest*, 2010; 138(2): 393~406.

111) K. Partti et al., "Lung function and respiratory diseases in people with psychosis: Population-based study", *Br. J. Psychiatry*, 2015, pp. 37~45.

112) 대한결핵및호흡기학회, 《호흡기학》, 군자출판사, 2007, 936쪽.

113) T. W. Kao, K. C. Huang, Y. L. Huang, T. J. Tsai, B. S. Hsieh, and M. S. Wu, "The physiological impact of wearing an N95 mask during hemodialysis as a precaution against SARS in patients with end-stage renal disease", *J. Formos. Med. Assoc.*, 2004; 103(8): 624~628.

114) G. Sharma and J. Goodwin, "Effect of aging on respiratory system physiology and immunology.", *Clinical interventions in aging*, 2006; 1(3): 253~260.

115) A. T. Johnson, "Respirator masks protect health but impact performance: A review", *J. Biol. Eng.*, 2016.

116) John E. Hall, 의학 계열 교수 32인 공역, 《Ph. D. Guyton and Hall 의학생리학》, 범문에듀케이션, 2012, 547쪽.

117) John E. Hall, 의학 계열 교수 32인 공역, 《Ph. D. Guyton and Hall 의학생리학》, 범문에듀케이션, 2012, 550쪽.

118) 질병관리청, 〈코로나바이러스 감염증-19, 공지 사항, 의료 기관〉, http://ncov. mohw.go.kr/duBoardList.do?brdId=2&brdGubun=24&dataGubun=&ncvCon tSeq=&contSeq=&board_id=#, 2020. 9.

119) 동아일보, 〈국내 연구진, 코로나19 중증 환자 '사이토카인 폭풍' 원인 규명에 싱

공〉, https://www.donga.com/news/Society/article/all/20200713/101945352/1,
2020. 8.

120) 청년의사, 〈KAIST, 코로나19 중증 환자 '사이토카인 폭풍' 원인 규명〉, https://
www.docdocdoc.co.kr/news/articleView.html?idxno=2000845, 2020. 8.

121) 청년의사, 〈KAIST, 코로나19 중증 환자 '사이토카인 폭풍' 원인 규명〉, https://
www.docdocdoc.co.kr/news/articleView.html?idxno=2000845, 2020. 8.

122) J. S. Lee et al., "Immunophenotyping of covid-19 and influenza highlights the role
of type i interferons in development of severe covid-19", *Sci. Immunol.*, 2020.

123) 청년의사, 〈KAIST, 코로나19 중증 환자 '사이토카인 폭풍' 원인 규명〉, https://
www.docdocdoc.co.kr/news/articleView.html?idxno=2000845, 2020. 8.

124) D. S. Hui, "Systemic corticosteroid therapy may delay viral clearance in patients
with middle east respiratory syndrome coronavirus infection", *American Journal of
Respiratory and Critical Care Medicine*, 2018.

125) Martin Schwaiblmair, Werner Behr, "Drug Induced Interstitial Lung Disease", *Open
Respir Med J*, 2012; 6: 63~74.

126) J. Dyall et al., "Middle East Respiratory Syndrome and Severe Acute Respiratory
Syndrome: Current Therapeutic Options and Potential Targets for Novel Therapies",
Drugs, 2017.

127) J. Dyall et al., "Middle East Respiratory Syndrome and Severe Acute Respiratory
Syndrome: Current Therapeutic Options and Potential Targets for Novel Therapies",
Drugs, 2017.

128) E. H. M. van der Heijden, S. A. Y. Hartgring, A. A. Kruize, T. R. D. J. Radstake,
and J. A. G. van Roon, "Additive immunosuppressive effect of leflunomide and
hydroxychloroquine supports rationale for combination therapy for Sjögren's
syndrome", *Expert Rev. Clin. Immunol.*, 2019.

129) 매일경제, 〈코로나19, 공인된 치료제는 없지만 치료법은 있다〉, https://www.
mk.co.kr/news/it/view/2020/02/184177/, 2020. 5.

130) 서울대학교 의과대학, 〈COVID-19 확진자는 재감염될 수 있는가?〉, https:www.
snu.ac.krcoronavirusresearch?md=v&bbsidx=128818, 2020. 10.

131) P. G. Choe et al., "Antibody Responses to SARS-CoV-2 at 8 Weeks Postinfection in
Asymptomatic Patients", *Emerging infectious diseases*, 2020.

132) M. de Veer and E. Meeusen, "New developments in vaccine research-unveiling the
secret of vaccine adjuvants.", *Discovery medicine*, 2011; 12(64): 195~204.

133) J. H. Kim, I. Skountzou, R. Compans, and J. Jacob, "Original Antigenic Sin
Responses to Influenza Viruses", *J. Immunol.*, 2009; 183(5): 3294~3301.

134) J. H. Kim, I. Skountzou, R. Compans, and J. Jacob, "Original Antigenic Sin
Responses to Influenza Viruses", *J. Immunol.*, 2009; 183(5): 3294~3301.

135) World Health Organization, "Pandemic (H1N1) 2009", 6 August 2010. Retrieved 8 April 2020.

136) F. S. Dawood, A. D. Iuliano, and C. Reed, "First global estimates of 2009 H1N1 pandemic mortality released by CDC-Led collaboration | CDC", *Lancet Infection Diseases*, 2012.

137) DeNoon DJ., "H1N1 Swine Flu No Worse Than Seasonal Flu", WebMD. Retrieved 13 March 2020.

138) National Health Service, "Flu vaccine", https://www.nhs.uk/conditions/vaccinations/flu-influenza-vaccine/, 2020. 10.

139) Ministere des solidarites et de la sante, "Vaccination contre la grippe 2020-2021 : une priorité pour les personnes à risque", https://solidarites-sante.gouv.fr/actualites/presse/dossiers-de-presse/article/information-presse-vaccination-contre-la-grippe-2020-2021, 2020. 10.

140) Bundeszentrale für gesundheitliche Aufklärung, "Fragen und Antworten zur Grippeimpfung", https://www.impfen-info.de/grippeimpfung/fragen-und-antworten.html#c5989, 2020. 10.

코로나 미스터리

초판 1쇄 발행 | 2020년 12월 15일
초판 6쇄 발행 | 2022년 2월 15일

지은이 | 김상수
발행인 | 김태진, 승영란
편집주간 | 김태정
마케팅 | 함송이
경영지원 | 이보혜
디자인 | 여상우
출력 | 블루엔
인쇄 | 다라니인쇄
제본 | 경문제책사
펴낸 곳 | 에디터
주소 | 서울특별시 마포구 만리재로 80 예담빌딩 6층
전화 | 02-753-2700, 2778 팩스 | 02-753-2779
출판등록 | 1991년 6월 18일 제1991-000074호

값 15,000원
ISBN 978-89-6744-229-3   03510